优生优育的最佳读本

280天孕期的真实记录

王淑兰/编著

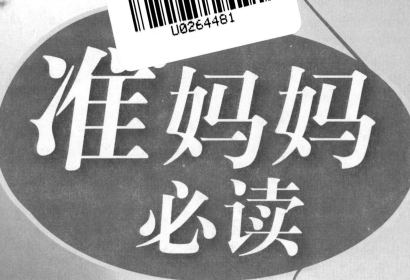

准妈妈必读

一日一页

民主与建设出版社

图书在版编目（CIP）数据

准妈妈必读一日一页/王淑兰编著. —北京：
民主与建设出版社，2012.8
ISBN 978－7－5139－0197－0

Ⅰ.①准…　Ⅱ.①王…　Ⅲ.①妊娠期－妇幼保健－基本知识
Ⅳ.①R715.3

中国版本图书馆 CIP 数据核字（2012）第 029105 号

ⓒ民主与建设出版社，2012

责任编辑	赵振兰
封面设计	墨天策动
出版发行	民主与建设出版社
电　话	（010）85698040　85698062
社　址	北京市朝阳区朝外大街吉祥里 208 号
邮　编	100020
印　刷	北京建泰印刷有限公司
成品尺寸	170mm×240mm
印　张	20
字　数	270 千字
版　次	2012 年 8 月第 1 版　2012 年 8 月第 1 次印刷
书　号	ISBN 978－7－5139－0197－0
定　价	29.80 元

注：如有印、装质量问题，请与出版社联系。

前　言

孕育一个新的生命是每一位想要做和即将做母亲的女性神圣的使命，也是一段最期盼、最渴望的幸福时光，它会令每位母亲终生难忘。

从获知自己的体内开始孕育一个小小的生命那一刻起，一种由然而生的激情，一种庄严神圣的感觉即会涌上心头，从此，您的心中多了一份牵挂，生活中有了一种希冀。

妊娠与生育，对每一位女性来讲是一种"历险"，它充满了神秘与诱人的光辉，这短短的十个月中，母亲的身体经历了万千变化，既有孕育旅程的辛苦，又充满了即将为人母的欢愉和喜悦。

真实地记录下孕期母亲的身体变化、彷徨不安、兴奋疑虑、对宝宝的期盼和希冀，无疑会成为准妈妈十月怀胎的一个历史见证。它会成为您的家庭档案的一个重要组成部分，是您同丈夫一起送给宝宝的第一份珍贵礼物。

本书具有以下几个特点：

体例新颖，极具人性化：本书编者采用了日记体例，以怀孕的日期为顺序编写，同时一反由作者一人去完成的编书惯例，留下属于母亲的空间，让您与宝宝尽情倾诉，架起母子间沟通的桥梁。可以说，这本书是您与编者共同完成的。在每一次产前检查的日子里，我们还为您留下了保存检查单据的位置，使您的资料记载更加完整。

在编写过程中，我们考虑到有许多女性在怀孕最初的一个月毫无感觉，在不知不觉中开始了自己的角色转换，我们便在第一个月重点介绍了孕前一些优生优育知识及怀孕最初的生理特征，供那些准备做妈妈的女性参考。

在印刷中我们充分考虑了孕妇的视觉容易疲劳及心理容易焦虑的特点，采用了利于阅读的色彩，相信您看后心情一定格外的清爽。

内容全面，极具操作性：编者充满爱心地介绍了孕期每一日相应的孕期生理特征，保健常识，及一些孕期不适的调理方法，尤其是对传染病、性生活等"热点"、"难点"问题作了重点介绍。同时，还按照营养饮食的原则奉上美味食谱，营养指南，对一些应特别注意的事项皆予以提示，可操作性强，便于阅读，查找。

知识科学，语言通俗易懂：在介绍孕前、孕期相关知识时，编者力求将目前较先进、引起大家共识的知识介绍给您，尤其是对宝宝的胎教方法上，编者主张"宁静即是胎教"，即通过母亲的心理健康、心境平和来达到安胎、养胎、教胎的目的，尽量减少对宝宝的不良的人为刺激。在书的语言风格上，编者力求通俗易懂，简洁明快，如朋友交谈一样娓娓道来。

本书是按怀孕的日期编排的，但每一位准妈妈身体素质、生活环境各不相同，宝宝的发育也存在着个体差异，准妈妈还应以产前检查的医生诊断为准，不可过于教条。

由衷希望每一位准妈妈愉快度过整个孕期，孕育一个健康聪明的宝宝。

编　者

目　录

第一个月

第二个月

第三个月

第六个月

第七个月

第十个月

第一个月：

·妊娠日数的计算是最后一次月经的开始日为第1日，至第280日生产

·不要随便服药，避免照X光线，如必须服药，一定要遵医嘱

·不要过热洗浴

·停经后不要性交，及时诊断是否妊娠

·乐观开朗，不大喜大悲，保持情绪稳定

·切记"宁静养胎即胎教"

孕前要科学合理地安排生活

ZHUNMAMABIDUYIRIYIYE

准妈妈课堂

每个做父母的都希望能有一个健康聪明的宝宝，要实现这个美好愿望，就要求夫妻双方在受孕前要调整自己的生活方式，科学合理地安排生活，使双方的身体和精神都处于最佳状态，这样才能为生育一个健康又可爱的宝宝提供保障。

从一个受精卵发育成一个健康可爱的足月胎儿是一个复杂的生理过程，准妈妈需要掌握足够的科学怀孕知识，了解怀孕期间身体变化的异常，科学合理地安排生活、进行孕期调养，以满足胎儿成长发育的需要。

那么，请走进准妈妈课堂，做好功课吧！

营 养 链 条

营养是胎儿发育的重要保证，胎儿通过母体获得足够而齐全的营养，准妈妈只有全面而均衡地吸收营养，你的宝宝才能吸取充足的营养素，准妈妈是宝宝的营养库。

特 别 提 示

从今天起，你要有足够的心理和精神准备，你的生活将会有很多改变，你的身体将会变得臃肿、笨拙，皮肤变得粗糙，会出现让人烦心的色素沉着，情绪波动明显……你在家里和单位的角色将会有所转换，这一切你准备好了吗？

你想象中的宝宝：

对活宝宝

_____

_____

_____

_____

_____

2

准妈妈课堂

优生应具备哪些条件：
　●不要近亲结婚●双方均身体健康，无遗传疾病●生育年龄要适宜●不嗜烟酒●选择适当受孕时间●孕期前3个月避免性生活●孕期保持良好的情况●全面合理的膳食营养●注意饮食、饮水卫生●不乱服药物●避免接触化学用品●避免蚊虫叮咬

营养链条

孕前丈夫饮食上注意哪些：
　●韭菜、茄子要忌食●水果、带皮蔬菜因皮上有残留农药宜去皮再吃●生食蔬菜，要先用开水烫一下●不宜过多饮用茶和咖啡●不宜用泡沫、塑料饭盒盛饭●不宜用微波炉加热饭菜

相关链接

精子在女性体内可存活4~5天，性生活发生在排卵前4~6天受孕率为10%；发生在前2天或8天，受孕率为36%。

动手操作

用测定基础体温方法找出排卵日：

基础体温是指在静息状态下的体温。测试的方法很简单，在月经干净后开始，坚持测试。

1. 早晨醒来，不起床，不饮水，不进食，不说话，用口表测试体温。

2. 每天早上最好在同一个时间进行测量。

3. 将测出的体温数标在体温图表上。

4. 将每天所测的体温数用线段连接起来，形成曲线，由此曲线可以判断出是否有排卵。如基础体温测试表所标示的排卵期。

5. 排卵时间究竟在哪一天，因人而异。一般说来，在正常情况下，排卵前期的体温处在低温段，排卵后，体温升高0.3~0.5摄氏度。由低温段转向高温段前后各48小时内为排卵日，这期间同房，容易受孕。

染
色
体
决
定
宝
宝
的
性
别

ZHUNMAMABIDUYIRIYIE

准妈妈课堂

人体的细胞中有 46 种染色体，可配成 23 对，其中 22 对是常染色体，1 对是性染色体。女性的 1 对性染色体是 2 条 X 染色体，即 XX；男性的 1 对性染色体是 2 条不同的染色体，即 XY。卵子细胞和精子细胞在发育过程中，经过减数分裂，每个细胞只有 23 条染色体，其中包括 22 条常染色体和 1 条性染色体。

在受精时，卵子只能与一个有 X 或有 Y 的精子结合，即是说，卵子（X）与 X 精子结合，形成 XX 合子（即受精卵），发育成女孩；如果卵子（X）与 Y 精子结合而形成 XY 合子，发育成男孩。

宝宝的性别是由父亲精子的性染色体决定的。

营养链条

孕前妻子的饮食应注意哪些：

•食物品种要丰富，食用五谷杂粮最好•多食用花生、芝麻等食物•食物不宜过咸•多吃水果•多食用富含维生素的蔬菜，如胡萝卜、菠菜、青椒等•多食鱼、虾、贝壳类海产品•脾、胃虚者多食山药、莲子、薏米、白扁豆等•血虚贫血者多食红枣、枸杞、红小豆、动物血、肝等•肾虚腰痛者多食桂圆肉、核桃、猪腰等

相关链接

男性一生中有多少精液：

每位男性一生大约能排出 80 升左右的精液，一次射精所放出的精液数量，虽有个人差异，但大约都在 2～7 毫升之间，而 2 毫升精量中就有 1 亿只精子，7 毫升约有 3.5 亿个精子。

特别提示

夫妻双方在怀孕前 6 个月要暂时离开有害的工作环境，尤其是女性更应注意。包括从事管理实验室的研究人员，医院的麻醉师，手术室的护士以及接触铅、汞、苯、锰、砷、有机溶剂、高分子化合物的夫妻，这样做可以避免精子、卵子受到有害物质的损伤，减少畸变的可能。

准妈妈课堂

准备做父母的青年男女，若有下列一种情况的，最好去进行优生咨询：
• 家族中有遗传病史和精神病史的 • 患过麻风、结核、心脏病或一些急慢性传染病等严重疾病的，如乙型肝炎等 • 生殖器官发育异常或有生理缺陷、畸形的 • 35 岁以上的夫妇 • 近亲恋爱的情侣或已结婚的 • 有习惯性流产、早产、死胎、死产史的 • 生过畸形儿的 • 有致畸因素接触史的 • 服过某些影响胎儿正常发育的药物的 • 孕早期（怀孕一两个月）曾有过病毒感染的，等等

优生咨询应是男女双方的事。前去咨询时，应向医生如实讲清自己的问题，包括家族中有无遗传病史或精神病史，自己有无生理缺陷或生殖器官异常等，以便医生根据你的情况，向你提出建议，帮助你作出决断。

营养链条

叶酸是有效预防新生儿神经管畸形的一种维生素，孕前 3 个月开始就要适当补充。富含叶酸的食物有：深绿叶蔬菜（如菠菜和甘蔗）、柑橘、坚果、豆类、强化营养面包、谷物。

相关链接

做爱时，可采用男上女下姿式，女性可以将臀部垫高，做爱之后，在床上躺半个小时，这样能进一步提高怀孕的几率，最好是仰面躺。在最佳受孕时段内，隔日一次做爱是既科学又容易实现的最佳频度。

特别提示

女性要做孕前检查。检查的主要内容有：妇科内分泌，口腔检查，子宫内膜炎症，ABO 血，贫血，肝功能。

孕前记录：

体重_____	血糖（餐后）_____
血压_____	腰围_____
血色素_____	腹围_____
血糖（餐前）_____	基础体温_____

什么情况下需要进行优生咨询

最佳生育年龄

准妈妈课堂

最佳生育年龄：

研究表明，中国女性最佳生育年龄为 24～34 岁，父亲 30～40 岁，母亲 24～29 岁时生下的孩子易成才。

最佳受孕月份：

从医学角度看，女性怀孕的最佳月份应是 7～9 月。因为从优生的观点看，胎儿在母体内第三个月时大脑皮层开始形成。若女性 7～9 月受孕，正值秋高气爽，睡眠不受暑热、寒冬的影响，食欲也好。过三个月后，正值秋末冬初，又是水果问世的黄金季节。这些优良自然环境条件，对于孕妇营养与胎儿大脑发育十分有利。

最佳受孕时刻：

排卵 24～48 小时，双方都有强烈性需要时。

营养链条

【元鱼汤】

将元鱼杀好后洗净，与猪脊髓加水文火同煮，煮烂为止。此汤补中益气，滋阴，宜于孕前服用。

相关链接

美国科学家最近发现：吃素的女性容易生女孩，乐观无忧的女性容易生男孩。适当调整饮食，可帮助实现自己的愿望。

对话宝宝

准妈妈课堂

　　生物钟又叫生物节律或生物节奏。它是生物体随时间（昼夜、四季等）做周期性变化的一种生理现象。这种生理现象是由环境作用于生理机能形成的，它受中枢神经的制约。人的情绪、体力和智力，有着周期性的波动节律，在每一周期中，高潮和低潮按一定规律交替出现。

　　人的情绪生物钟，周期为 28 天；体力生物钟，周期为 23 天；智力生物钟，周期为 33 天。三种生物钟密切相关，互相影响。当三周都处于周期线上时，人体处于最佳状态，如能在夫妻双方的三条周期线均处于高潮时受孕，孩子很有可能在情绪、体力和智力三方面发展都较好。

营养链条

　　巧食水果：

　　●吃甘蔗时应从顶端吃起，这样吃会越来越甜，冬季吃甘蔗宜将其切成 20～30 厘米的小段，放入锅里煮十来分钟，捞起趁热削皮吃，会更甜。

　　●香蕉可切片后裹上面粉油炸，这样吃脆香可口，也可将香蕉肉捣成泥状和入雪糕冰冻后食用，也可用米粉包成汤圆煮着吃。

相关链接

　　想生女孩的女性可吃一些酸性食物或富含钙、镁的食物，如不含盐的奶制品、牛肉、鸡蛋、牛奶、花生、核桃、杏仁、水产品、五谷粮食等。想生男孩的女性可吃偏碱性食物或含钾、钠多的食物，如苏打饼干、不含奶油的点心、各种果汁、咸一些的食物、根茎类食物，如白薯、土豆、水果、栗子等。

特别提示

　　孕前检查不是准妈妈一个人的事，准爸爸也不能忽视，因为宝宝是夫妻二人共同孕育的。如果你们想孕育一个健康、聪明、可爱的宝宝，准爸爸的检查是必不可少的。准爸爸的体检包括：血液检查、尿常规检查、肝肾功能检查和精液检查。

人体生物钟与受孕

什么季节出生的婴儿最聪明

准妈妈课堂

科学证明：3~6月份出生的宝宝健康、聪明。此时正值春末夏初，天气温和而不热，蔬菜、鱼、肉、蛋等副食品供应充裕，饮食花样也便于调剂，有利于产妇顺利渡过产褥期，使身体尽快康复。同时，产妇乳汁营养丰富，也有利于胎儿的成长。还有一个重要原因，是在这个季节里，衣着单薄，便于母乳哺育，婴儿洗澡也方便，不易受凉。还可以把婴儿抱到户外晒晒太阳，呼吸新鲜空气，增强抗病能力。等到婴儿渐渐长大，也进入冬季，可避过肠道传染病的流行高峰。

到了一年后断奶时，已是春暖花开，宝宝在父母扶持下，可以多到户外活动，这对宝宝的身体健康和智力发展，都十分有利。

营养链条

【洋葱牛肉卷】

用料：牛肉片、洋葱、韭菜、胡椒粉、盐、油适量。

做法：1. 韭菜洗净，去老叶及粗头部，切断，洋葱切细丝。

2. 油热后，放入洋葱丝、韭菜，加调味料拌炒，熟后盛盘。

3. 牛肉片铺于平锅上，开小火，牛肉片卷入盘内熟料即可。

特点：壮阳补精，适合孕前男性食用。

相关链接

● 紧身三角裤或牛仔裤会使阴囊、睾丸紧贴身体，增加了睾丸的局部温度，有碍健康精子的产生

● 过热的水温洗浴也会使阴囊频繁加热，使精子产量骤然减少。

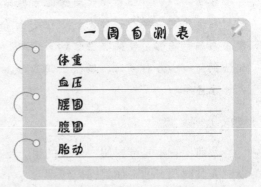

一周自测表

体重

血压

腰围

腹围

胎动

准妈妈课堂

哪些因素会影响宝宝的智力：

● 先天因素　有许多来自父母的遗传病是与宝宝的智力发育有着直接关系的，如先天愚型，属于大脑发育不全症中最常见的一种。这些患者多半在婴儿期就有表现，如呕吐、湿疹、烦躁不安和尿中有霉味，如果在此症状发生后一个月即开始治疗，智力发育可接近正常；如果在2～3岁以后治疗，已经引起的脑损伤就难以恢复，智力也会受到很大程度的影响。另外还有呆小症、小头畸形和巨脑症等几种智力低下的类型。

造成智力低下的另一个原因，就是孕妇在怀孕期间患有风疹、水痘等病毒性疾病；妊娠期间受到过放射线的照射；有妊娠毒血症及其他全身性的疾病等，这些因素一方面造成胎儿发育的障碍，使大脑细胞发育不完善；另一方面影响骨髓、内分泌等系统的发育，反过来又影响脑的发育。

● 后天性因素　如分娩时的产伤、新生儿早期的脑创伤和神经系统的感染等、难产、产钳助产、吸引器助产、严重窒息、脐带绕颈等造成头颅机械性压迫，都会影响大脑的发育，从而影响智力发育。

营养链条

能促进性欲，调节性感受和增强性功能的食物与营养素：

● 果仁：包括葵花籽，核桃仁、杏仁、花生、松子仁、芝麻等。

● 韭菜：对男性阴茎勃起障碍、早泄等疾病有很好疗效。

● 鸡蛋：性爱后恢复元气最好的"还原剂"。可强壮元气，消除性交后的疲劳感。

相关链接

香皂和香水也是精子杀手。研究发现：香水中含有的一种化学物质能够损伤成年男性精子的DNA，香皂也同样含有这类物质。

特别提示

在孕前3个月夫妇双方就要慎重用药，避免使用吗啡、红霉素、利福平，解热止痛药、环丙沙星、酮康唑等药物，以免影响卵子受精能力。

准妈妈课堂

宝宝最初只是由父亲的一个精子和母亲的一个卵子组成的受精卵,经过许多次分化,才逐渐发育成为相似于父母的胎儿。这是由于你们的遗传基因传递给了这个受精卵的结果。因此,孩子身体的高矮、体型的胖瘦、肤色的深浅、眼睛的大小、鼻子的高低、耳朵与牙齿的形状、毛发的密度、智力的优劣、寿命的长短以及血压、血型、红细胞数量、一些疾病和抵抗能力等,都与父母的遗传有关。体型也是由遗传决定的,而诸如身高、体型、寿命、智力等一类的遗传,在遗传学中被人们称为多因子遗传,它们既决定于父母的遗传性状又受生活环境因素的影响。

营养链条

准备生育的男子可适量补充维生素和矿物质:

●每天一杯橙汁●增加锌含量,多食用瘦牛肉、乌鸡肉等富含锌的食物●多饮牛奶

相关链接

这些疾病治愈后才能受孕:贫血、心脏病、高血压、肾脏病、肝脏病、糖尿病。

特别提示

长期采用药物避孕的夫妻应在停药后 6 个月再怀孕;放置宫内节育器的妇女,应在拟怀孕前 2~3 个月取环,待子宫内膜得以修复后再怀孕。

父母将会把哪些遗传给宝宝

ZHUNMAMABIDUYIRIYE

对话宝宝

准妈妈课堂

计划要孩子的夫妻在下面十种情况下，不宜受孕：

●不要在情绪压抑时受孕 ●不要在停避孕药后立即受孕 ●不要在接触放射性物质和剧毒性物质后受孕 ●不要在患病期间受孕 ●不要在早产、流产和清除萄葡胎后立即受孕 ●不要在旅行途中受孕 ●不要吸烟饮酒2~3月之间受孕 ●不要在炎热和严寒季节受孕 ●不要在蜜月时受孕 ●不要高龄受孕

营养链条

蛋白质是组成人体的重要成分之一，约占人体重量的18%。在妊娠期孕妇体内的变化，血液量的增加，身体的免疫能力增强，胎儿的生长发育及孕妇每天活动能量的消耗，都需要从食物中摄取大量蛋白质来供给。富含蛋白质的食物有：瘦肉、鱼、肝脏、鸡蛋、芝士、扁豆、花生等。

相关链接

同房宜选择早晨。这时双方精力充沛，且早晨女性易排卵，男性激素水平也较高。不能在月圆之夜性交受孕，以免产生低智儿或畸形儿。

动手操作

孕前应准备的物品：

●内衣　选择吸水性强，有伸缩性的材料制做的内衣，最好是纯绵制品；穿脱方便的胸罩；制做几个用带子系的平脚短裤，以便根据腹围变化进行调整。

●外衣　选择宽松，简单的外衣。夏天最好穿孕妇裙。

●鞋　准备两双鞋跟高度在2厘米左右，宽窄、大小适度的防滑底鞋。

●准备一些相关书籍、磁带。

特别提示

孕育宝宝，会使家庭增加一些经济开销，在准备怀孕前，夫妻双方就要相互商量，制定一个孕期家庭支出计划，这样就可以有计划地安排各项支出。

准妈妈课堂

研究表明：在碱性环境中，有利于 Y 精子活动；酸性环境中，X 精子更为得势……

人们还发现：越接近排卵期，受精后生男孩多；而与排卵时差越远，生女孩的机会也随之增多。用饮食配方等方法改变局部和全身的酸碱性环境，都可能有助于性别的选择。

营养链条

【番茄烧豆腐】

用料：番茄 200 克，豆腐、绿色蔬菜、油适量、白糖、酱油少许。

做法：1. 番茄切片，加适量温水烧开；2. 放入豆腐块、糖、酱油，加少许盐，烧透；3. 放入绿色蔬菜，即可上盘。

特点：增强机体免疫能力。

相关链接

选择在性高潮时怀孕有利于优生，因为这时双方的心理都得到了最大程度的满足，情绪愉快，这时受孕，对受精卵子发育最有利。

特别提示

准爸爸有如下情形，孕前应尽早治疗：

● 患有急、慢性前列腺炎 ● 精索静脉曲张 ● 有腮腺炎病史 ● 工作中有与有毒物接触经历

胎儿性别的科学预测

ZHUNMAMABIDUYIRIYIYE

对话宝宝

准妈妈课堂

成功受孕需要以下条件：

• 女方排卵　如月经周期为 28 天，排卵时间大约在下次月经前 14 天左右。卵子排出后能存活 16～24 小时。

• 男方精液正常　如液化时间、精子数量、形态及活动能力等，精子排出后可存活 48 小时。

• 女方子宫颈正常，输卵管通畅。

• 子宫内膜正常。

营养链条

【抓炒腰花】

用料：猪腰 300 克，佐料少许。

做法：将猪腰洗净，切成片，裹上淀粉，放入五成热油入锅翻炒，加酱油、料酒、糖、盐、葱、姜等出锅即可。

特点：腰子可补肾气，适于孕前服用。

相关链接

影响精子质量的十大因素：

• 食品包装与化妆品 • 汽车尾气 • 烟、酒 • 微量元素 • 雌激素 • 温度 • 药物 • 辐射 • 毒品 • 噪音

特别提示

为增强体质，孕前要有计划锻炼身体，但孕前锻炼不要盲目进行，要选择合适的时间和方式进行。孕前锻炼的时间每天应不少于 15～30 分钟。一般适于在清晨进行，锻炼的项目有跑步（慢跑）、散步、做健美操、打拳等，还可以坚持做班前操、工间操，节假日还可以去登山、郊游。

成功受孕需要哪些条件

ZHUNMAMABIDUYIRIYIYE

准妈妈课堂

父母应该关心孩子的血型，因为从血型上可以看到遗传的一个侧面，而且有些病和血型有直接关系。常说的血型是红细胞血型，最主要的是 ABO 血型系统，即将人的血型分为 A 型、B 型、AB 型、O 型四种。A 型人的细胞上有 A 抗原，B 型的有 B 抗原，AB 型的有 A 及 B 抗原，而 O 型的没有抗原。依照血型遗传规律，知道父亲和母亲血型，便可以推算其子女可能是哪种血型，不可能是哪种血型。

溶血病是较常见的胎儿和新生儿疾病。是由于母亲和子女血型"不合"，致使胎儿和新生儿发生溶血症，即红细胞破坏，结果是轻者发生黄疸、贫血，重者可致死胎，有的遗留"核黄疸"，使脑神经核受到损害，可有抽风发作，智力障碍的现象。通过血型检查，可以及早确定和治疗新生儿黄疸。

营养链条

【干贝汤】

用料：干贝、甜玉米、萝卜、豌豆荚、水和干贝汤、盐适量。

做法：1. 萝卜切成厚片，豌豆荚去茎放入热盐水中。

2. 锅内加水和干贝汤烧开，再加入干贝、红萝卜煮 2 ~ 3 分钟，用盐调味，撒上豌豆或生菜即可食用。

特点：鲜香可口，含有丰富的高质量蛋白和钙、磷、铁、碘、锌等无机盐、维生素 B_2，尼克酸含量也极为丰富。

相关链接

葱一直被人们看作是爱情和性欲的化身。葱的营养十分丰富，有刺激性欲的作用。研究表明，葱中的酶及各种维生素可以保证人体激素正常分泌，从而"补阴壮阳"。

特别提示

记住你最后一次月经的日期很重要，这是预产期的依据。从你的末次月经开始计算怀孕周数是最容易的，如果已受孕 4 周，就是末次月经后 4 周，胎儿的年龄和实际怀孕孕期却只有 2 周。

宝宝的血型

双亲和子女的血型遗传关系

双亲血型	子女可能血型	子女不可能血型
A × A	A、O	B、AB
A × O	A、O	B、AB
A × B	A、B、AB、O	
A × AB	AB、A、B	O
B × B	B、O	A、AB
B × O	B、O	A、AB
B × AB	A、B、AB	O
AB × O	A、B	AB、O
AB × AB	A、B、AB	O
O × O	O	A、B、AB

对话宝宝

宝宝的血型

第 14 天

____年__月__日   星期___天气___

准妈妈课堂

怀孕期间，由于女性体内激素分泌异常，牙龈血管格外敏感，很容易发生牙龈红肿、出血等症状。为预防妊娠性牙龈炎，请选用合适的牙具并用正确的方法。每天刷牙两次，这样就可避免和减轻牙龈炎症。正确的刷牙方法应是上、下、左、右区进行刷牙，各区牙齿应反复刷洗 10~20 次。

营养链条

准妈妈应注意补充钙质。钙是人体骨骼和牙齿的主要成分。含钙丰富的食品以奶和奶制品为佳，其次是鱼罐头、小虾皮，此外，豆类及其成品也含有较丰富的钙。

相关链接

男性"肥胖"不利于优生。肥胖会影响男性体内性激素的正常分泌，造成精子异常，使胚胎的物质基础受到影响。

特别提示

准妈妈要在孕前 6 个月看牙。如果孕期出现牙周病和其他牙齿疾病，无论从治疗手段，还是用药方面都会有很多禁忌。如检查牙齿没有其他问题，孕前只需洁牙就可以了。如牙齿毁坏严重，可在孕前将其拔除。

一周自测表

体重
血压
腰围
腹围
胎动

对话宝宝

预防牙龈炎

ZHUNMAMABIDUYIRIYIE

16

准妈妈课堂

今天，卵子和精子结合成了受精卵，一个新的生命开始了。宝宝将在妈妈的子宫内发育。你的宝宝将由百万亿个细胞组成，他体内的细胞可分两类，一类是"体细胞"，如肌肉细胞、骨骼细胞、神经细胞；另一类是"生殖细胞"，就是精细胞和卵细胞。

胎教指南

从现在起，准妈妈、准爸爸就要学习些胎教知识了，现代医学理论认为：胎儿具有思维、感觉和记忆能力。胎教强调母亲和胎儿、父亲和胎儿之间的情感交流。

营养链条

【红糖山药】

山药切块，煮熟、捞出；红糖加水溶化，烧开，过滤，晾凉，把山药控干放入碗内，浇上红糖汁即可食用。适合夫妻孕前共同食用。山药补肾、强身、补气益精。

相关链接

卵巢排卵一般在下次月经前 14 天左右。排卵时有些人会感到肛门有轻度下坠感，同时，也感觉一侧下腹轻微疼痛。在排卵后当天，体温略有升高或乳房胀痛。

对话宝宝

新生命开始了

乙肝病毒可父婴传播

准妈妈课堂

专家研究发现：患有乙肝的男性，其精子中可检出乙肝病毒 DNA，该病毒存在于精子头部细胞浆中，精子进入卵细胞，尽管其母亲没有肝炎，但这种受精卵在形成胚胎过程中，乙肝病毒在不断增殖，这种乙肝病毒的传播方式称为父婴传播。

营养链条

以下几种食物孕前要尽量少摄入：

- 胡椒、花椒，多食可引起便秘。
- 糖类容易造成孕妇体重超标，且糖在人体中代谢会消耗大量的钙，孕期缺钙会影响胎儿牙齿、骨骼的发育。
- 味精进食过多会影响锌的吸收，不利于胎儿神经系统的发育。

相关链接

孕妇的饮食习惯也能遗传。研究表明：一个儿童在饮食上的喜好与母亲在怀孕及哺乳期所进食物有异常密切的关系。

特别提示

计划怀孕的女性若阑尾炎急性发作，最好采用手术治疗，以保证孕期安全。

对话宝宝

准妈妈课堂

哪些女性生畸儿的概率高：

- 孕早期发生高热的女性。
- 经常接近猫、狗的女性。
- 每天浓装艳抹的女性。
- 孕期精神紧张的女性。
- 饮酒的女性。
- 吃了霉菌素食物的女性。

营 养 链 条

孕妇应避免食用鲨鱼、鲭鱼王、旗鱼及方头鱼。因为这四种鱼汞含量高，可能会影响胎儿大脑的发育。

相 关 链 接

猫、狗和鸽子等小动物身上都容易寄生弓形体。弓形体可不是善良之辈，一旦感染人体，即可患弓形体病。弓形体病在人体多为隐性感染，也常常被人忽视，但孕妇如感染此病，通过胎盘感染胎儿，危害极大。

特 别 提 示

准妈妈应多在室外进行体育锻炼，呼吸新鲜空气，接受阳光中紫外线照射，使皮肤中的脱氢胆固醇变成维生素 D，促进身体对钙、磷的吸收利用，有利于胎儿的骨骼发育。

对话宝宝

受精卵的变化

准妈妈课堂

　　卵子在输卵管腹部受精，由于输卵管中纤毛及肌肉的运动，使受精卵渐渐向子宫方向移动，在受精的 4～5 天到达子宫。在这个旅程中，细胞分裂始终贯穿其中。当受精卵附着于子宫壁上时，有些女性会少量出血，一旦植入，胚胎就开始出现了。

营 养 链 条

　　合理补充维生素 C 可预防胎儿先天性畸形。每日 100 毫克维生素 C 即可满足孕妇的需要。维生素 C 可从新鲜水果和蔬菜中提取。

　　孕妇维生素 D 过量，可引起胎儿血钙过高，主动脉、肾动脉狭窄、高血压、智力发育迟缓。

　　维生素 E 过量可引起新生儿腹痛、腹泻。

相 关 链 接

　　吃水果过量可能得糖尿病，虽然水果中含有丰富的维生素，但水果中的纤维成分并不多，糖分含量却很多。孕期饮食糖分含量过高可能引发孕妇糖尿病等其他疾病。

特 别 提 示

　　人们普遍重视孕妇用药对胎儿的影响，却常常忽略父母服药会给胎儿带来的危害。例如：父亲若服用催眠药后同房，就有可能造成胎儿畸形或流产。

对话宝宝

准妈妈课堂

怀孕的好处：

● 研究表明，女性一次完整的孕育过程，能增加 10 年的免疫力，这种免疫力主要针对妇科肿瘤。

● 推迟更年期：研究发现，生过孩子的女性更年期可能会推迟。

营养链条

孕期不要盲目补人参、桂圆。中医认为：孕妇多数阴血偏虚，食用人参会引起气盛阴耗，加重早孕反应、水肿等情况。桂圆辛温助阳，孕妇食用后易动血动胎。

相关链接

女性生育太晚不利于晚年健康。研究发现：女性 35 岁以后生小孩，她们 50 岁以后心脏病发作，高血压、糖尿病、视力和牙龈出问题的几率比其他女性高。

特别提示

如果现在你能判断自己怀孕了，应马上到医院建立孕期身体检查病历卡、并咨询医生相关信息。切不可掉以轻心，因为接下来的 5 周可是胎儿生长发育的最关键时期。

对话宝宝

怀孕的好处

ZHUNMAMABIDUYIRIYIE

准妈妈课堂

准爸爸的七个不恰当之举：

• 不在乎妻子在厨房久留 • 经常让妻子与家用洗涤剂接触 • 仍然保持留胡须的爱好 • 不节制性生活 • 总在妻子面前"吞云吐雾" • 认为没必要了解孕产保键知识 • 对妻子说出她变难看的话

营养链条

黑木耳的含糖量高达 65.5%，含钙量高于紫菜，含铁量高于海带。所含胶质可把残留在消化系统的灰尘和杂质吸附集中起来排出体外，从而起到清胃涤肠的作用，还具有帮助消化纤维类物质的特殊功能。木耳还具有滋补、益气、养血、健胃、止血、润燥、清肺、强智等疗效，用于滋补大脑和强身，还可以和其他菜肴配合烹调。黑木耳炖红枣，具有止血、养血之功效，是孕、产妇的补养品，木耳黄花菜共炒，可收到补上加补之效。

动手操作

从现在起可以制定一周的食谱，原则应本着营养均衡全面、荤素搭配。

特别提示

怀孕了千万别闯这些祸：• 戴隐形眼镜 • 吃嫩火锅 • 大量补钙和鱼肝油

对话宝宝

准妈妈课堂

怀孕第 3~4 周，是胚胎发育的敏感阶段，这时所有的主要器官都开始形成。此时要采取一些措施保证胚胎发育，比如保持情绪稳定，乐观豁达，勿大喜大悲；保证每天饮食科学、合理、营养、规律，做到少食多餐，不要随便吃药，勿接受 X 线检查；避免吃油腻的东西；家中不要养宠物等。

营养链条

维生素有助于胎盘的强健，帮助孕妇抵抗传染病和吸收铁质。
以下食物富含维生素：
- 红椒和青椒　要达到较好效果，尽量生吃。
- 卷心菜和芽甘蓝　熟食或生食。
- 椰花菜　蒸吃。
- 橙和西柚。

相关链接

长时间宫缩不利于胎儿：长时间的子宫收缩对胎儿健康不利，性行为有剧烈子宫收缩的女性，应就不同情况区别对待，若无腹部不适，可视为对胎儿的锻炼，若性生活后感到腹部不适，则应立即去医院做 B 型超生波检查，看是否存在胎儿窘迫。

一周自测表
体重
血压
腰围
腹围
胎动

对话宝宝

边怀孕边工作的好处

准妈妈课堂

职业妇女怀孕后大部分不能离开工作岗位，其实，不一定怀孕就要休息，只要工作中多加注意，是可以顺利度过妊娠期的，同时边怀孕边工作还有许多好处：

- 可减少孕妇独自闷在家中产生的"致畸幻想"。
- 扩大孕妇的接触范围和运动量并使之持有乐观情绪。
- 工作之余可以汲取多元化的育儿经验。
- 脱离岗位的时间愈短，"返岗恐惧症"发生的几率愈小。

胎教指南

胎教不仅是准妈妈的事，和准爸爸也亲密相关。准爸爸的一举一动乃至情感态度，不仅影响到准妈妈，也影响到准妈妈腹中的宝宝。

营养链条

【酸菜鲫鱼汤】

用料： 鲫鱼 500 克、酸菜、葱姜适量。

做法： 1. 鲫鱼洗净后用油煎一下，放入 2 碗水煮开。

2. 放入酸菜、葱、生姜。大火煮 3 ~ 5 分钟后改小火煮 15 ~ 20 分钟，汤变乳白色即可。

特点： 此汤营养丰富，有健脾开胃作用。

相关链接

准妈妈有哪些权利：

我国《女职工劳动保护规定》国务院令第 9 号

第四条 不得在女职工怀孕期、产期、哺乳期降低其基本工资，或者解除劳动合同。

第七条 在女职工怀孕期间，所在单位不得安排其从事国家规定的第三级体力劳动强度和孕期禁忌从事的劳动。不得在正常劳动以外延长劳动时间，对不能胜任其劳动的，应当根据医务部门证明予以减轻劳动量或者安排其他劳动，怀孕的女职工，在劳动时间内进行产前检查，应当算作劳动时间。

准妈妈课堂

　　孕妇能否打预防针不能一概而论。打预防针医学上叫做预防接种，就是将活疫苗接种到人体内，使人体产生对传染病的抵抗力，以达到预防传染病的目的。这种防病方法，又叫人工免疫。一些预防针在特定情况下是必须打的。例如，孕妇被疯狗咬伤后就非打不可，否则，一旦发生狂犬病，就会有生命危险。又如孕妇与白喉病人一起生活过一段时间后，也应接种白喉疫苗。此外，破伤风疫苗的预防针也是必须打的。孕妇及时打这种预防针，是最有效的预防新生儿破伤风的方法。打针的时间，以在临产前 1 个月较好。除此之外的卡介苗、麻疹疫苗、乙脑疫苗、百日咳疫苗和流脑疫苗等预防针是不能打的。

　　因此，孕妇被通知打预防针时，应将自己的怀孕情况以及疾病史、过敏史等情况及时反映给防疫医生，由医生斟酌决定是否可以打。

胎 教 指 南

　　早在古代，就有胎教一说。无论您是否有意去做，您都能把所见所闻及所想的一些事情不知不觉传递给胎儿，对胎儿产生相应的影响。也就是说，准妈妈每天都会自觉不自觉地教育腹中的宝宝，就是胎教的自然性。

营 养 链 条

　　核桃可使胎儿更聪明：核桃的营养丰富，500 克核桃仁相当于 2500 克鸡蛋或 4750 克牛奶的营养价值，特别是对大脑神经细胞有益的钙、铁、维生维 B_1 和维生素 B_2 等含量比较高。核桃可以生吃，也可以研碎与红糖拌合蒸包子吃，还可以炒熟后压碎和其他调料一起蒸花卷吃，煮粥或做成桃酥吃。孕妇只要每天坚持吃几个核桃，身体健康和胎儿的发育就会得到保证。

特 别 提 示

　　孕期要尽量不饮茶、咖啡等饮料，孕妇喝白开水是最安全的，用红枣、枸杞等泡水喝也安全。

孕妇打预防针要慎重

ZHUNMAMABIDUYIRIYIE

准妈妈课堂

孕期阴道分泌物会增多，孕妇由于激素的改变，往往有多量的清澈或白色的分泌物，这时你可以用淡色卫生垫。但避免使用阴道除臭剂和含有香料的肥皂。如感到痒、疼痛、或分泌物有颜色有气味就必须马上看医生。

营养链条

大枣中富含维生素 C，每 100 克大枣中维生素 C 的含量高达 540 毫克，除了煮粥外，还可制成枣馅、枣糕、枣饼、枣馍，或包在粽子里食用。

相关链接

如何预防阴道炎：除了经常保持外阴部的清洁外，还要穿着比较通风的内裤。阴道炎并不可怕，一旦患病要立即就医。

特别提示

有的孕妇出现阴道不适后，擅自往阴道注入某些药物，这样做是有一定危害的。阴道用药大都有一定腐蚀性，用药不当或剂量不当会造成新的疾病，轻则阴道炎症或阴道溃病，重则造成阴道壁粘连，使阴道闭锁不通。所以，出现阴道不适时，不要盲目自治。

如何对待分泌物增多

准妈妈课堂

妊娠十月，准妈妈难免患感冒，那么感冒了该怎么办呢？

•尽量睡觉，感冒后最主要的缓解方法是睡眠 •多喝热水 •摄取有营养的温热饮食 •适当补充维生素C •不要滥服药物 •症状严重时要及时就治

胎教指南

我国古代早有胎教之说。传说中的后稷母亲姜嫄氏怀孕后，十分注重胎教，在整个怀孕期间保持着"性情恬静，为人和善，喜好稼穑，常涉足郊野，观赏植物，细听虫鸣，迩云遐思，背风而倚"这种状态。

营养链条

【碧海珊瑚】

用料：洋粉、什锦水果（菠萝、荔枝、橘子等）。白糖、清水适量。

做法：1. 洋粉放入砂锅内，倒入清水，将其煮溶后过罗，加入白糖再煮溶，盛入盆内；

2. 什锦水果切成小丁，放入洋粉内搅匀，分别盛入10个小玻璃杯内，冷却凝固后取出即成。

特点：清甜香滑，透明晶莹，富含维生素C和钙、磷、铁等营养素，有开胃、助消化作用，是妊娠早期孕妇的夏季美食。

相关链接

根据发病原因，感冒大致可分两类：一类是流感病毒引起的，它是对孕妇危害较大的，流感病毒可随血液侵入胎盘，易导致畸胎，在孕中、晚期可致流产或早产。另一类是伤风受凉引起的普遍感冒，是由细菌和病毒感染所致，主要表现为鼻咽部炎症。大蒜具有较强的抗病毒和杀菌作用，可以防治感冒，准妈妈可常食用。

特点提示

准妈妈患感冒后，可以采用饮食疗法，既安全还可以缓解感冒症状。

准妈妈课堂

这时，大部分孕妇没什么反应和感觉，甚至很多人不知道自己怀孕了。这个时期是胎儿神经管、四肢、眼睛开始分化的时期，此时一旦遇到有害物质，这些组织和器官的细胞就会停止发育而变得残缺不全，出现畸形。准妈妈不要到剧院、舞厅、商店等人群聚集的地方，避免与流感、风疹、传染性肝炎等患者接触，尽量不用药，因为病毒和药物都可能影响宝宝的发育。生活中要远离电磁污染，听音响、看电视时要保持一定的距离，尽管少用电脑、微波炉、手机等，不要睡电热毯，因为它可以产生电磁场，对孕妇和胎儿存在危害。

胎教指南

人的生命是从精子和卵子相结合的那一瞬间开始，"零岁"这一概念便是承认了从胎儿期即开始的人生历程。因此，必须重视并努力创造一个优良的子宫内环境，以适应一个新生命生长发育的需要。

营养链条

【木须西红柿】
用料：西红柿、鸡蛋、盐、糖、味精、葱、食用油适量。
做法：鸡蛋炒熟后盛出，将切好的西红柿放入锅中翻炒几下，放入鸡蛋同时炒，加盐、糖、葱，炒匀后放入味精即可。
特点：能有效补充孕期所需维生素、蛋白质，有利于胎儿生长发育。

相关链接

研究证明：母亲患高血压对胎儿会造成不良影响，如果把这个不良影响定为1，则父母常常吵架，对胎儿所造成的影响则是它的6倍。

特别提示

白领孕妇要远离电脑、空调、复印机等"办公室杀手"。

准妈妈课堂

此时细胞植入处胎盘已开始形成，胎盘以平均每分钟 400 毫升的血流速度吸收母体血液中的营养而生长，来自准妈妈循环系统的血液已开始在胎盘内循环。

胎教指南

孕妇保持良好心态有利于胎教。因此，孕妇要加强自身修养、多行善事、心胸宽广，切岂暴躁恐惧、忧郁和捧腹大笑。

同时，孕妇要形成良好的生活习惯，不去闹市区和危险区，不看淫秽、凶杀读物与照片，多看美丽的景色、图片，多读有利于身心健康的书籍、报刊，多听轻音乐。

营养链条

有的准妈妈喜欢吃带有刺激口味的食品，如喜食辣味、爱吃川菜等。刺激性食物用于调味或做菜，可以起到促进食欲、促进血液循环和补充人体所需的维生素、微量元素（如锌、硒）等作用，但多食会引起便秘，怀孕妇女不宜多吃。葱、姜、蒜等作佐料调味，制熟后食用，其辛辣性大大减弱，对人体的刺激也会大大减轻。甜辣椒因没有辛辣之味，制熟食用也无妨，但辣椒、生葱、姜、蒜以及芥末、咖喱辛辣过重，孕妇不宜食用。

对话宝宝

循环系统形成

ZHUNMAMABIDUYIRIYIYE

29

妊娠一个月时的准妈妈

准妈妈课堂

妊娠一个月是指末次月经第 1 天起 4 周以内时间。这期间准妈妈的变化：月经未来，身体疲倦，欲入睡；尿的次数增多；恶心，有的还会呕吐；胃热，消化不良、胀气甚至出现浮肿；对食物有特殊好恶；乳房丰满、沉重、触痛、有刺痛感；乳晕变黑。子宫底高度为正常大小；羊水量约 10 毫升。

胎教指南

这个月胎教重点是情绪胎教。准妈妈要精神和心理愉快，身体健康，生活有规律，这样可对胎儿产生微妙的良性影响。

营养链条

【白菜奶汁汤】

用料： 白菜心 500 克，牛奶、盐、味精、鸡汤、淀粉、食油适量。

做法： 1. 白菜去筋洗净，切成条状放入水中煮热捞出，沥去水分。

2. 锅内放油烧热，倒入汤、味精、盐、白菜，烧 1～2 分钟，放入牛奶，开锅后，加淀粉，盛盘即可。

特点： 清淡可口，奶香浓郁，适合早孕期孕女服用。

特别提示

● 一旦确定怀孕了，要向单位领导和同事说明，以便安排工作。

● 切忌乱服药物，以免影响胎儿的正常发育。

● 注意休息，以免身体疲劳。

一周自测表

体重　＿＿＿＿＿＿＿

血压　＿＿＿＿＿＿＿

腰围　＿＿＿＿＿＿＿

腹围　＿＿＿＿＿＿＿

胎动　＿＿＿＿＿＿＿

本月要记

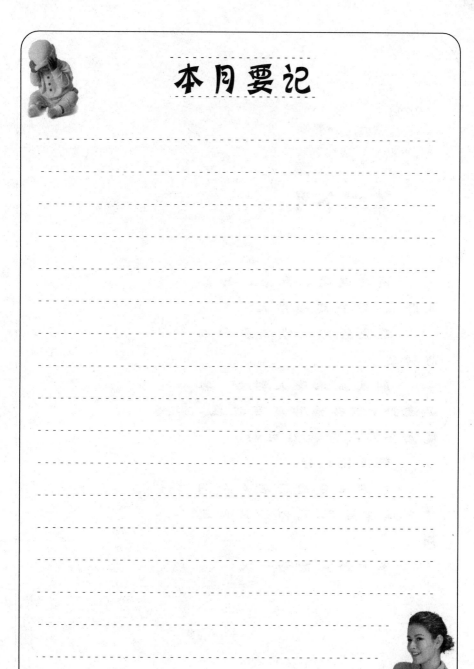

第二个月：

·预防流感、风疹、传染性肝炎，以免感染胎儿

·避免接触化学物质和农药物品

·胎儿尚未安定时期，容易流产，家务操作不可过度，避免登高危险激烈运动

·避免性生活

·本月第 2 周至第 4 个月第 2 周首尾 60 天为妊娠反应期

·本月产前检查一次

准妈妈课堂

这时的胎芽外形似鱼，具有鳍和尾，胚囊直径约1厘米，重量约1克。胎儿心脏这时已经开始形成，肝脏也从这时开始慢慢发育。与母亲相连的脐带已开始发育。

营养链条

【奶汁蕃茄】

用料：蕃茄250克、黄瓜50克、水发玉兰片100克、油、葱、姜少许、高汤、精盐、味精、水淀粉适量。

做法：1. 先将蕃茄洗净，用开水烫1～2分钟，去皮，切片，黄瓜劈成两半，切成斜刀，水发玉兰片切成薄片使用。

2. 炒锅加油烧热后用葱、姜爆锅，加入蕃茄、黄瓜片、玉兰片、高汤、精盐，用水淀粉勾芡，炒匀出锅即可。

相关链接

孕早期要尽量避免性生活，因为这一时期胎盘还没有完全形成，处于不稳定状态，孕激素分泌不够，很容易发生流产。

特别提示

● 日常生活中要远离电磁污染，听音响、看电视时要保持一定的距离，尽量少用电脑、微波炉、手机等。不要睡电热毯。

对活宝宝

一个月时的胎儿

尿检的原理

准妈妈课堂

尿检的原理：当胎盘开始形成后，女性体内会出现一种名为"绒毛膜促性腺激素"的内分泌物，此内分泌物会随尿排出。一般的验孕剂即是利用装置内单株及多株 HCG 抗体与尿液中的抗原结合而呈现的反应判定怀孕与否。

营养链条

【紫菜冬瓜肉粒汤】

用料：紫菜、冬瓜、瘦肉丁、鸡蛋、姜、生抽、糖、生粉适量。

做法：1. 冬瓜切粒，瘦肉用调味料拌匀，鸡蛋打液。

2. 将姜片、冬瓜粒放入开水中略滚，弃去姜片，加入瘦肉粒及紫菜，再滚至瘦肉熟后，加蛋液及适量盐调味即可。

特别提示

使用验孕纸自行测试准确率因不同厂家的产品而异，平均准确度为90%。利用这种方式必须考虑到验孕的时间、尿液的浓度、月经的准确度等因素，所以配合医师的检查才会更准确。

对话宝宝

准妈妈课堂

怀孕的四种早期反应：

● 月经过期　如果月经一向有规律，而近期性生活后月经到期未来，应考虑有怀孕的可能；

● 小便次数频繁　小便次数明显比以往频繁；

● 乳房肿痛　这种现象一般在妊娠一个月末出现；

● 食欲反应　有恶心、呕吐、食欲不好、疲乏、贪睡等症状。

营养链条

早餐：牛奶 1 杯，面包半个，鸡蛋 1 个，山楂果酱。

午餐：米饭 150 克，醋熘白菜，虾皮，拌藕片，蕃茄鸡蛋汤。

晚餐：面食 150 克，茄子泥，绿豆芽炒豆腐丝，虾皮紫菜汤。

相关链接

以下方法可减少早孕反应：避免增加太多体重，超重会增加胃部的压力负担；不要穿戴腹部和腰部紧缩的服饰；少量多餐，细嚼慢咽；少吃辛辣和口味重的食物、油腻食物、热食、巧克力、咖啡、酒、碳酸饮料、薄荷和薄荷糖；不要吸烟；睡觉时，将床头抬高15厘米；放松自己。

特别提示

有的孕妇这时的早孕反应还不太明显，而是像平时的轻微感冒，这时不能乱服药物。

对话宝宝

什么是宫外孕

准妈妈课堂

凡在子宫腔以外怀孕的称为宫外孕。宫外孕常见的是输卵管妊娠。在输卵管里怀孕称为输卵管妊娠。由于输卵管很细，受精卵发育到一定程度，就会使输卵管胀破，引起内出血，严重的可能危及生命。怀孕后如出现阴道流血、腹部疼痛等反应，应及时到医院检查，看是不是宫外孕，如确实是宫外孕，就应及时处理，以免发生危险。

胎教指南

这一时期的重点应是情绪胎教和营养胎教，建议准妈妈除了营养均衡之外，不妨多食用富含叶酸的深绿色蔬菜，尤其是怀孕初期，将有助于胎儿脑神经发育，若孕吐严重可调整饮食习惯与补充水，以保持体内电解质与矿物质的营养平衡。

营养链条

怀孕期间尽量避免饮可乐，多数可乐型饮料都含有咖啡因，一瓶340毫升的可乐型饮料约含50毫克咖啡因。它很容易通过胎盘的吸收进入胎儿体内危及胎儿的大脑、心脏等重要器官，同样会使胎儿致畸或患先天性痴呆。

相关链接

引起宫外孕的原因大致有以下几种情况：

- 输卵管有炎症
- 流产或分娩后引起输卵管感染
- 卵巢或子宫有肿瘤压迫了输卵管
- 以前因患腹膜炎造成了输卵管粘连，或输卵管扭曲
- 输卵管先天畸形

宫外孕的关键在于早确诊、早治疗，不可延误时机，以免流血过多而产生严重后果。

准妈妈课堂

宫外孕有四大症状：

- 月经过期未来，同时有恶心、呕吐、厌食、嗜睡等早孕反应。
- 腹痛为输卵管妊娠破坏时的主要症状，95% 以上宫外孕表现为突发性下腹一侧有撕裂样或阵发性疼痛。
- 阴道出血出血多为点滴状、深褐色、量少。腹痛伴阴道出血，为胚胎受损的现象。
- 晕厥与休克腹腔内急性出血和剧烈疼痛，引起头晕、面色苍白、脉细、血压下降、出冷汗，继而发生晕厥、休克。

孕妇要留心观察，一有类似症状发生，应马上到医院就诊。以免危及生命。

营养链条

【香椿拌豆腐】

用料：豆腐 300 克，香椿 100 克。香油、精盐适量。

做法：1. 豆腐用开水烫一下，切成小丁装盘。香椿用开水烫一下，挤去水分切末，放在豆腐上面。

2. 加入精盐、香油，拌匀即成。

特点：富含大豆蛋白质以及脂肪酸、钙、磷、铁等矿物质，还含有较丰富的胡萝卜素、核黄素和维生素 C，适宜孕早期的妇女食用。

相关链接

心理压力会使早孕反应加重。专家研究发现：早孕反应的有无与轻重与精神因素密切相关，这是由于激素分泌中枢与植物神经相邻近的缘故，精神压力影响激素分泌；若能减轻精神压力，从而减少对激素分泌的不良影响，可以一定程度上控制早孕反应。

特别提示

无论什么情况下，只要是阴道出血就非正常妊娠反应，应立即就诊，以免耽误使病情发展。

宫外孕四大症状

五周时的胎芽

准妈妈课堂

包围着胎儿的羊膜囊由两层组成，里面的那层膜称为羊膜，外面的那层被称为绒毛膜，绒毛膜提供组织以形成胎盘。

5周左右的胎芽大小用肉眼可以看到，长度约为5~9毫米，重量不足1克，这时细胞在迅速分裂，主要的器官，如肾脏和肝脏开始生长。胚胎的上面和下面开始形成肢体的幼芽，从外表看身体是二等分，头部直接连着躯体，有尾巴，形状很像小海马。面部器官也开始形成，鼻孔可清楚地看到，眼睛的视网膜也开始形成了。

营养链条

鱼和豆腐一起吃，最能有效地补充孕妇体内所需要的钙质。同时二者搭配着吃，既起到营养互补的作用，又有一定的防病治病的功效。

相关链接

妊娠最初几周，准妈妈会对性生活失去兴趣，同时由于怀孕初胎儿在腹内还不安稳，性交不当会引起流产，应避免性交，但这并不意味着夫妻间相互示爱也要停止，可采用其他方式表达感情，如接吻、拥抱、抚摸等。

特别提示

这时，也许会出现以往月经前的某些症状，腹痛和腰痛都是很普遍现象，应注意休息，保持良好心情。

对话宝宝

准妈妈课堂

自己验测方法一：用验孕纸验测。首先用干净的杯子搜集尿液，打开从药店购买的验孕剂包，取出试剂水平放置到干燥的地方，用滴管吸取待测试的尿液，滴到测试卡的凹槽中，等待几分钟的时间，待测试卡中的尿液完全被吸收后，取出测试片，即可知是否怀孕。1～5分钟即可观察结果，10分钟后结果无效。

营养链条

桂圆在干果中维生素C的含量仅次于红枣，是防治神经衰弱的良药，孕妇食用桂圆可以安神、健脑，有利于睡眠。

特别提示

如果今天你还没有来月经，就要考虑到有怀孕的可能，这时可以自行进行尿检测试，在使用验孕纸测试时，一定要先看看包装盒上的所有说明，有些验孕纸会要求采用当天早上的第一次尿液，因为早晨第一次尿液比较浓，含的激素量多，试验结果也比较准。

一周自测表

- 体重
- 血压
- 腰围
- 腹围
- 胎动

对话宝宝

用验孕纸检测

ZHUNMAMABIDUYIRIYIYE

用试剂检测

ZHUNMAMABIDUYIRIYIYE

准妈妈课堂

自己验测方法二：试剂验测。目前药店还出售一种检查早孕的试剂，用起来也比较方便。取受检晨尿及抗体各一滴混匀，再加"绒促素"抗原一滴，摇动二三分钟后，若没有凝集现象出现，测为妊免试验阳性，即可确定怀孕了。

营 养 链 条

多吃水果有利于胎儿大脑的发育。胎儿在生长发育过程中需要大量的维生素。虽然肉、粮食、蔬菜都含有大量的维生素，但大部分在去皮、精磨、烹调的过程中被毁掉，尤其是水溶性维生素就更明显。水果可洗净后生吃，避免了维生素因加热而大部分损失的现象。所以怀孕妇女应多吃水果，以增加维生素的摄入。但吃水果要方法正确，应在饭前半小时吃。

特 别 提 示

有时自己在家中测试不一定准确。因为使用验孕纸自行测试准确率因不同厂家的产品而异，平均准确度为90%。利用验孕纸测试还要考虑到验孕的时间，尿液的浓度，月经的准确度等因素，所以到医院去检查才会更加准确。

对话宝宝

准妈妈课堂

选择什么样的医院检查这是每个准妈妈都关心的事。

在接受初诊时，最好就决定好医院，而且无论是产前检查还是生产尽可能在一家医院。由于各个医院的种类和处理方法不同，所以，有必要选择适合自己的医院。

营养链条

【猪脊煲莲藕】

价廉味美的食疗补品，可治贫血，猪脊髓性味甘平，功能补阳益髓。莲藕是睡莲科多年生的草本植物，莲的根茎，性味甘平，起到健脾开胃益血生机。每次可用猪脊骨 500 克，莲藕 250 克，煮熟服用。

相关链接

各类医院的特征

医　院	特　点
教学医院	医术的水准很高，但是由于医生非常忙碌，所以很难看到医生
综合医院	适合于有合并症发生的人
私人诊所	必须具有和医生之间的强烈信赖，才会有安全的感觉
诊疗所	虽然病人与医生之间，必须具有强烈的信赖关系，但是，对于一些异常的突发状况，往往很难应付
助产院、保健站	医生是具有助产资格的人，但很难应付异常的突发状况

特别提示

无论选择什么样的医院，都应注意两点，即医院的规模和离家远近。规模较大的医院的好处是固定医师产检接生，环境较好，母婴都能得到较好的照顾。

第
一
次
检
查
医
生
会
问
哪
些
问
题

准妈妈课堂

到医院确定是否怀孕，对你来说是第一次正式的产前检查，可能因没有经验会有些紧张，这时，有必要事先了解医生会问哪些情况，以便正确回答，一般情况下医生会问及以下问题：

●本次妊娠情况：孕妇初次来月经的时间，月经周期，本次月经日期、停经后的情况（腹痛、阴道流血、妊娠反应等）。

●以前妊娠情况：妊娠次数、分娩次数、流产次数、人工流产方式等。

●孕妇以往有无心、肝、肺、肾等慢性病史，手术外伤史、药物过敏史、丈夫的健康状况，是否服用过避孕药等。

●有无家族性遗传疾病史。

营养链条

孕妇宜多食用芝麻。《本草纲目》中说芝麻具有"补气、强筋、健脑"的效果。黑芝麻含有丰富的钙、磷、铁，同时含有19.7%的优质蛋白质和近10种重要的氨基酸，这些氨基酸均为构成脑神经的主要成分，必须随时进行补充。芝麻的食用方法较多，炒熟后研末，加入盐和焙过的花椒粉后可夹馍、调面条，还可拌在凉菜里或蒸成花卷，制成芝麻酱等。经常食用芝麻，可以起到补血、养发、润肠、生津等功效。

特别提示

首次到医院检查，医生会为你建立"孕期保健卡"，在每次体检时随时记录体检情况，以便医生妊娠期予以指导。

对话宝宝

准妈妈课堂

孕妇在妊娠期需要做 9~13 次产前检查。初次检查应在停经后一周左右，到孕 3 个月即怀孕 12 周左右，再到医院检查，以后每个月检查一次，8 个月以后（32~36 周）每半个月检查一次，最后一个月每周检查一次。如果出现异常情况，需随时到医院就诊。

营养链条

许多水产品有活血软坚的作用，食后对早期妊娠会造成不良影响，一定要慎食。如螃蟹、甲鱼、海带等，螃蟹其性偏寒凉，有活血祛瘀之功，尤其是蟹爪，有明显的堕胎作用；海带有软坚散结的功效；甲鱼则具有较强的通血络，散瘀块的作用，因为有堕胎之弊，孕妇应忌食。

相关链接

B 超发明于 20 世纪 40 年代，是把超声波的物理性质与人体组织结构的声学特点密切结合的一种物理检查方法。B 超依靠超声波将胎儿的发育情况显示在监视屏上，进行观察。

特别提示

产前检查 9~13 次只是指正常孕妇。如属高危妊娠及妊娠合并症孕妇可视具体情况随时到医院就诊。

对话宝宝

孕期需做几次检查

ZHUNMAMABIDUYIRIYIYE

怎样计算预产期

准妈妈课堂

俗话说："十月怀胎，一朝分娩。"这是历史经验的总结。但这十个月，是按妊娠月计算的，每个妊娠月约 28 天，10 个月共计 280 天，即 40 周。

通常用的方法，是以下列公式计算的。

以末次月经第一天算起：

月份 +9 月（或 -3 月）

日期 +7 日

例如：末次月经为 1 月 1 日。按公式计算，月份：1 月 +9 月 =10 月；日期：1 日 +7 日 =8 日，因此，预产期为 10 月 8 日。

又如：末次月经为 11 月 9 日。按公式算，月份：11 月 -3 月 =8 月；日期：9 日 +7 日 =16 日。因此，预产期为 8 月 16 日。

营养链条

孕期的烹调方法：淘米时减少搓洗次数，这样可减少维生素 B 的丢失；蔬菜要先洗后切，急火快炒；面食尽量蒸烙，少用油炸；烧汤蒸鱼要加少量的醋，以增加钙的吸收。

相关链接

早孕反应不会影响胎儿健康。若因早孕反应持续无法进食，准妈妈一定会担心"我的宝宝能健康成长吗？"这时的胎儿很小，靠摄取妈妈体内蓄积的营养就足够了。早孕反应严重时，不要刻意注意营养和就餐时间，只要想吃的时候吃点自己喜欢的食品就可以，但为了防止发生脱水，要保证水分的摄入。

特别提示

有的妇女平时月经不规则，如按上面公式来推算，就不准确了。需要尽早地到医院作血或尿的妊娠试验，检查子宫大小，由医生帮助确定怀孕的时间，推算出预产期。如果条件好的地方，严密的定期产前检查辅助以定期的 B 超检查，也可推算预算期。

准妈妈课堂

孕前检查的内容：

● 身高、体重：通过体重的变化，了解胎儿发育的情况，异常的体重增加提示有高血压综合症的可能。

● 腹围、宫高：可了解胎儿的成长情况，异常增大，提示有羊水过多或有双胞胎的可能。

● 血压：血压异常升高，应注意妊娠高血压综合症的可能。

● 骨盆外测量：了解产道情况、判断能否正常分娩。

● 妇科内诊：帮助查看子宫大小、位置、胎位等。

● 乳房检查：了解乳腺发育情况，利于产前纠正乳头凹陷等问题。

● 羊水分析：属特殊检查，有助于诊断胎儿先天性代谢性疾病。

● 心电图：了解孕妇的心脏情况。

● 血常规：判断孕妇是否贫血。

● 尿常规：确定有无妊娠高血压、肾脏疾病、糖尿病的可能。

● 超声波：监测胎儿发育情况。

产前只检查一次的项目：

● 肝、肾功能检查：主要检查准妈妈有无肝炎、肾炎等疾病。

● 血型检查：检查血型、以备生产时输血。

● 梅毒血清学试验：正常孕妇为阴性反应。

● 艾滋病毒血清学检查：正常孕妇 HIV 抗体为阴性。

● 淋病的细菌学检查：正常孕妇为阴性。

● 乙肝病毒学检查（HBV）：正常孕妇各项指标均为阴性。

● 唐氏综合症产前筛查：（孕 14～22 周进行）主要是检查胎儿有无先天性智力障碍。

● TORCH 综合症产前检查：检查项目为风疹病毒（RV）、方形虫（TOX）、红细胞病毒（CMV）、单纯疱疹病毒（HSV）抗体。

● 妊娠糖尿病筛查：（孕 24～28 周进行）检查孕妇有无妊娠糖尿病。

● 阴道分泌物检查：检查孕妇有无阴道炎症。

孕妇要做哪些检查

ZHUNMAMABIDUYIRIYIYE

准妈妈课堂

第 6 周结束后，胎儿的神经管将会慢慢闭合，变成了宝宝的骨髓。喉和内耳开始形成。胚胎心跳可达 150 次/分钟，相当于成人的 2 倍。这时的胎儿已经有受精卵的 10000 倍，大约有 6.4 毫米。

营养链条

孕吐时的小秘诀：

• 起床前吃点饼干和面包 • 少食多餐，吃些小食品，避免空腹和低血糖 • 远离水产品市场和香水柜台，远离脂肪多和油炸食品 • 保持蛋白质和复合碳水化合物的摄入 • 闻闻新鲜的柠檬 • 喝牛奶 • 食用刺激性小，不油腻的食物 • 避免接触炒菜的油烟 • 注意休息、保证睡眠

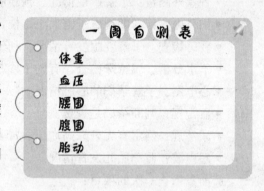

一周自测表

体重

血压

腰围

腹围

胎动

贴化验单处

六周时的胎儿

准妈妈课堂

　　这时，大部分孕妇都有不同程度的早孕反应，有的孕妇早孕反应强烈，一点胃口也没有，吃点吐点，浑身乏力，日渐消瘦，更有甚者，喝水都吐，这称之为妊娠剧吐。由于剧吐使消化液也被吐出，孕妇又不能及时补充钾，出现低血钾症，表现为乏力、精神萎靡、昏睡、严重的甚至危机母胎生命。

营养链条

【清蒸鲤鱼】
用料：新鲜鲤鱼 1 条。
做法：将鲤鱼去鳞、肠、肚，上火蒸 15～20 分钟，取出即可食用。
特点：禁用油、盐调料。香甜可口，对治疗妊娠呕吐尤有良效。

相关链接

　　由于受精卵在子宫内膜着床后，孕妇体内血液中，绒毛膜促性腺激素水平的升高，还分泌溶蛋白酶溶解子宫内膜，这些激素和子宫内膜溶解后，使母体内对这些新物质的出现引起反应，如恶心、呕吐、厌食等，这属于正常的生理现象。

特别提示

　　准妈妈要充分认识到孕吐是怀孕的正常反应，是一种生理现象，要坚强乐观，用良好的心态来面对。

对话宝宝

孕期做B超要限制次数

准妈妈课堂

孕期做B超应该限制次数。第一次可以在孕18~20周，这时可以确定怀的是单胎还是双胎，并可测量胎儿的头围，核对孕龄。第二次在孕18~30周，这时可以了解胎儿的发育情况、有无畸形、胎儿的位置和羊水量。第三次在孕37~38周。此时可确定胎位、胎儿大小、胎盘成熟程度，有无脐带缠颈等，进行临产前的评估。

总之，B超次数应由医生根据孕妇和胎儿的情况而定。

营养链条

【糖醋胡萝卜】

用料：胡萝卜250克、糖、米醋、盐、香油适量。

做法：1. 将胡萝卜切成丝，撒上盐拌匀；洗净，沥干水装盘。

2. 加入白糖、醋、香油拌匀即可。

特点：酸甜爽口，能增进食欲，缓解妊娠呕吐，适合孕早期食用。

相关链接

妊娠期步行仍是最好的运动方式。每天可走半小时，可以促进血液循环，增加呼吸量，促进胃肠蠕动，增加腹部血液循环。是减轻早孕反应的有效方法。

对话宝宝

准妈妈课堂

一些学者认为：孕吐实为排毒，是生物界保护腹中胎儿的一种本能。这种本能能够让孕妇提早察觉可能伤害宝宝的各种病菌或有害物质，以确保胎儿不受其伤害。

胎 教 指 南

孕妇在怀孕期间要避免受到惊吓，研究表明：在惊恐状态下，人体血液中去甲肾上腺浓度可增加到正常的 100 倍，引起心率加快、心脏收缩力加强、周围血管收缩，使血液重新分配；肝糖原及脂肪分解、血液和游离脂肪酸增加。去甲肾上腺素增多引起的孕妇周围血管收缩，会使胎儿供血供氧不足；还能导致子宫平滑肌收缩，更进一步使已经缺氧的胎儿循环受限，从而引起发育畸形、流产、早产，幸存者出生后不仅性格异常，而且智力低下。

营 养 链 条

起床前，嘴里可含一勺蜂蜜，这样可以帮助身体吸收一部分血糖，使血糖浓度不至于过低，孕吐的次数也就相应减少了。

对话宝宝

正确看待孕吐

ZHUNMAMABIDUYIRIYIYE

孕早期要避免高热

准妈妈课堂

孕早期是胎儿各个器官的形成时期，孕妇要特别注意避免高温发热，高热是人类先天性畸形的罪魁祸首，对胎儿危害极大。高热在妊娠期发生越早，危害越大；高热越严重，持续时间越长，重复次数越多，畸形出现率越高。所以，准妈妈要避免洗热水澡、桑拿、避免发热，腹中透热疗法、热水沐浴、高温作业和其他促使盆腔充血升温的一切不利因素，以确保胎儿的正常发育。

胎教指南

居室内的装饰材料大部分都有甲醛气体挥发，甚至有的含铅，甲醛对人的生殖有损害作用，而铅则对胎儿和婴儿的神经发育有很大的损伤作用，此外，厨房内的煎、炸、烹、炒以及在室内吸烟，使得居室中的有害物质增多，这些有害物质对胎儿的发育都会产生不良影响，甚至导致胎儿畸形或流产、死胎等，不利于胎儿的发育。

营养链条

孕妇应多食小米、玉米，在粮食中小米、玉米所含的营养素远远高于大米、面粉。专家研究表明：多食小米和玉米，有利于胎儿大脑的发育。

相关链接

吸烟量越多者，其后代出生体重越轻。每天抽烟20支以上的孕妇早产率为不吸烟孕妇的3~4倍。孕妇每天吸烟不到20支，胎儿28周内死亡率比不吸烟孕妇增加20%，而吸烟超过20支，死亡率要增加40%，每天吸烟30支以上的孕妇，胎儿畸形发生率比不吸烟的孕妇增加90%。

特别提示

厨房的油烟对孕妇不利，可危害腹中的胎儿，所以在厨房炒菜时，应打开抽油烟机，早孕反应严重时，应避免去厨房。

准妈妈课堂

这段时间，准妈妈会感到非常疲倦，因为早孕反应使准妈妈嗜睡，嗜睡容易使人疲倦。同时，刚刚怀孕，准妈妈会产生焦虑、期待的心理状态，总是担心宝宝的健康，担心自己身材的变化，精神负担也会使人疲倦。这里提供些解决方法，准妈妈不妨试一试：

● 可以少食多餐，少吃或不吃冰冷、不易消化的食物，维持血糖在一定的浓度，以缓解嗜睡。

● 保持正常的作息时间，适当安排些活动，比如散步、做些简单家务，但要注意安全。

● 感到疲倦时，不妨睡一会，但最好不要超过半小时。

胎教指南

这时孕妇仍要注意休息，使身体和情绪适应妊娠变化。休息时可以听听音乐，读读散文。虽不一定像古人那样多看璧玉使孩子漂亮，端坐清静使孩子品性贤良，但可以通过母亲对美的追求，心情的愉悦恬静，对胎儿形神完美发育起到积极作用。

营养链条

研究发现：生姜可以帮助缓解孕吐症状。准妈妈可以试着做姜茶：将姜切成细丝用开水冲泡 5～10 分钟，取出姜丝，放入红糖、蜂蜜或柠檬即可饮用。

特别提示

山楂片虽然酸甜可口，但会加速子宫收缩，容易引起流产，孕妇不易过多食用。

准妈妈课堂

在孕早期，妊娠12周前，胚胎和胎盘正处在形成时期，胚胎着床还不稳定，这时如果不注意就可导致流产。一般说来，要注意以下事项：

● 日常生活方面，应停止过激的运动，像搬运重的东西、长时间站立工作、做下腹部用力的事情等都应避免。争取安静，生活应有规律。为此，家人应尽力协助。

● 注意孕期卫生。孕妇在怀孕后，精神不要太紧张，尤其有流产史的孕妇，更要安定情绪，劳逸结合，怀孕头3个月不要有性生活。

● 孕妇在孕期患病，自然应及时治疗，但要注意合理用药。

胎 教 指 南

胎教应掌握以下原则：

● 照顾好自己，才有能力照顾好胎儿。

● 准备怀孕前要做好身心评估，调整好工作、生活环境，排除遗传和环境致畸的危险性。

● 加强营养，保证胎儿健康发育。

● 给自己减压，放松心情。

营 养 链 条

每天早起空腹吃一个苹果，对缓解恶心和呕吐很有帮助，而且还有助于防止便秘。

空腹时易感烧心，可随身携带巧克力、麦牙糖等，觉得不舒服时，可随时补充能量；也可在枕边放些小食品，晨起空腹难受时随时吃点。

特 别 提 示

有人认为孕妇只要戴上口罩、手套喷洒农药后洗手就没有危害了，实际上，喷药时的细雾布满空间，它们通过呼吸道，通过皮肤黏膜进入人体，对胎儿造成严重危害，所以孕妇要远离农药。

如何预防流产

ZHUNMAMABIDUYIRIYIYE

准妈妈课堂

一次流产后，又连续不断地发生流产，连续三次以上就叫习惯性流产了。患有习惯性流产的准妈妈再一次怀孕后很紧张，其实完全没有必要，了解些有关知识，习惯性流产是可以避免的。

有习惯性流产史的孕妇，除日常生活中要加以注意外，还应口服一些维生素E，注射黄体酮，口服胎盘片、中药安胎丸等，以预防再次流产。

另一方面，还应接受医生的健康检查，仔细分析流产原因。找到原因后，即可对症预防，以使其能顺利分娩。

营养链条

【莲子糯米粥】

用料：莲子50克、糯米100克、白糖适量。

做法：先用温开水浸软莲子，去皮、芯，清水洗净；糯米淘洗后，浸泡1～2小时，捞出沥干，然后洗净蒸锅，放入莲子、糯米，清水适量，煮成粥，白糖调味，即可食用。

特点：补中益气、清心养神、健脾和胃，养胎。对孕妇腰部酸痛有一定疗效，常食可以养胎，防止习惯性流产。

相关链接

长时间的宫缩不利于胎儿的健康，性行为有强烈子宫收缩者，孕早期应避免性生活，以防流产。

特别提示

职业女性出现先兆流产，静养一段后，上班时要穿上袜子，带上护膝防止下身着凉，引发流产。

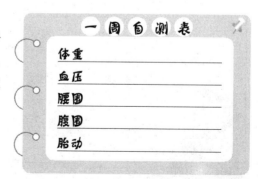

一周自测表

体重

血压

腰围

腹围

胎动

如何对待习惯性流产

ZHUNMAMABIDUYIRIYIE

第50天　　____年__月__日　星期__天气__

准妈妈课堂

如何家庭护理孕妇呕吐：

●精神安慰　孕妇应充分认识孕吐是一种生理反应，保持情绪的平稳，避免紧张、焦虑、忧愁等不良心理状态。丈夫要安慰妻子，鼓励妻子。

●分散注意力　多参加些文体活动，阅读书报，夫妻间应多交谈，散步，转移、分散妻子的注意力。

●镇静止吐　如果呕吐得很厉害，可适当服用安全性高的药物，如口服盐酸异晒嗪12.5~25毫克，或口服维生素$B_6$10毫克，每日三次。

营养链条

火锅是我国的传统美食，许多人都喜欢。但火锅中的食物有些不能充分煮熟，一些动物的肉、内脏中存在着很多寄生卵，孕妇食用后，就会将这些带给胎儿，影响胎儿的发育。因此，怀孕的妇女还是不吃的好。

特别提示

在上班或外出时，要预先做好准备，随身携带毛巾、手纸和漱口用品，以备途中突然呕吐之需。

对话宝宝

如何家庭护理孕吐

ZHUNMAMABIDUYIRIYIE

准妈妈课堂

　　甲种胎儿球蛋白血液检查，是一种既安全又花费不大的普检办法，用以确定胎儿有无神经管缺陷（脑或脊髓的缺陷，如脑积水、脊柱裂等）或某些别的新生儿缺陷（主要是消化系统的缺陷，如先天性消化道闭锁）。方法是抽取母体的血液标本，测定其中甲种胎儿球蛋白的含量。

　　甲种胎儿球蛋白含量过高，胎儿大抵有某种先天缺陷。如果检查结果是阳性的，医生可安排孕妇作羊膜穿刺检查，抽取羊水来测定其中的甲种胎儿球蛋白含量，来确定胎儿是否健康。

营养链条

　　孕吐药膳疗法：

- 取柚子皮 9 ~ 12 克，水煎代茶饮。
- 鲜芦根 6 克水煎服。
- 土豆汁一酒盅，滴入少量桔子汁服用。
- 乌梅 12 克，加冰糖 15 克，水煎服。

相关链接

　　一些食物中维生素 A 的含量：

（单位：国际单位/100 克）

食物	含量	食物	含量	食物	含量
鸡肝	50900	河蟹	5960	鸭蛋	1380
羊肝	29900	黄油	2700	鲫鱼	846
牛肝	18300	壮蛎	1500	带鱼	310
鸭肝	8900	鸡蛋	1440	牛奶	140
猪肝	8700	全奶粉	1400		

血液检查可查胎儿缺陷

ZHUNMAMABIDUYIRIYIYE

准妈妈课堂

1. 如何计算怀孕的周数和日数：

怀孕月数、周数、日数对照表

怀孕 期别	月数	周数（上）●日数（下）			
怀孕早期	1	1 1 – 7	2 8 – 14	3 15 – 21	4 22 – 28
	2	5 29 – 35	6 36 – 42	7 43 – 49	8 50 – 56
	3	9 57 – 63	10 64 – 70	11 71 – 77	12 78 – 84
怀孕中期	4	13 85 – 91	14 92 – 98	15 99 – 105	16 106 – 112
	5	17 113 – 119	18 120 – 126	19 127 – 133	20 134 – 140
	6	21 144 – 147	22 148 – 154	23 155 – 161	24 162 – 168
怀孕晚期	7	25 169 – 175	26 176 – 182	27 183 – 189	28 190 – 196
	8	29 197 – 203	30 204 – 210	31 211 – 217	32 218 – 224
	9	33 225 – 231	34 232 – 238	35 239 – 245	36 246 – 252
	10	37 253 – 259	38 260 – 266	39 267 – 273	40 274 – 280

营养链条

【醋蛋汤】

将鸡蛋搅匀，放入白糖、米醋调匀，淋入煮沸的清水中烧开即可。
此汤酸甜可口，开胃。每日一次，连服三天，可有效缓解孕吐。

如何计算怀孕的周数和日数

ZHUNMAMABIDUYIRIYIYE

准妈妈课堂

准妈妈在到医院检查时，要先从胸部、背部的外诊开始，随着月份的增加，还要做子宫内诊，并测量腹部和子宫的大小。所以，应尽可能穿着上半身与下半身能分开的衣服。宽松的、便于穿脱、前面开口的衣服会方便些。

胎 教 指 南

胎儿的发育需要适宜的环境，还需要各种良性的刺激和锻炼，胎儿除生理上需要各种营养物质供给外，还需要与神经活动有关的刺激和锻炼，丈夫和妻子可适度地开开玩笑，幽默风趣的会话，使妻子感情更丰富。陪伴妻子看戏剧片，与久别的亲人重逢，尽可能地让妻子情绪愉快，使妻子身体内环境稳定，有利于胎儿的发育。

营 养 链 条

猪肉肠、咸肉及早餐肠含有高达 50% 的脂肪，孕期应尽量少食。

相 关 链 接

准妈妈应注意不要使胎儿缺氧，氧对胎儿大脑神经系统发育影响很大，缺氧可造成胎儿脑畸形和智力低下。

选择方便检查的衣裤

对话宝宝

胎盘与胎盘的功能

准妈妈课堂

胎盘是由胚胎的绒毛和子宫的蜕膜所构成，是母体与胎儿间进行物质交换的重要器官。正常足月胎盘，为扁椭圆形，直径 10～20 厘米，厚 1.5～3 厘米，重 500～600 克。胎盘是胎儿在母体内最为忠实和攸关胎儿生死的十分重要的器官，胎儿的气体交换、消化吸收、排泄都离不开它，一直到胎儿产出后，胎盘才结束自己的一生。

胎盘的功能主要有以下几个方面：

●气体交换　胎盘将母体血液中的氧气携带给胎儿；同时，胎儿体内的二氧化碳，也通过胎盘进入母体血液而排出。

●营养物质的供应　可将母亲饮食中胎儿所需的营养物质等供给胎儿，代替了胎儿消化道的功能。

●排泄功能　胎儿体内的代谢物可经胎盘送入母血而排出体外。

●防御功能　胎盘能阻挡对胎儿有害的物质，以保障胎儿免受其害，但是这种胎盘的屏障作用极为有限。孕妇服药必须由医生给予指导。

●分泌作用　胎盘能产生多种激素，对维持孕妇妊娠起很大作用。

胎教指南

胎教的前提是母亲身体健康，孕期女性应注意适宜的运动，这样可以增加机体对疾病的抵抗力；同时，孕妇也应注意平衡膳食结构，孕期的合理营养可以减少孕期营养缺乏引起的胎儿畸形的发生。

营养链条

孕妇应忌食腌菜、泡菜。腌菜和酸菜中存在着亚硝基化合物，这类物质有较强的致癌性，可以诱发各种动物及各种组织器官的肿瘤。尤其是有的亚硝基化合物可以通过胎盘使子宫发生肿瘤和诱发胎儿畸形，影响胎儿的生长发育。

特别提示

浴缸的边很滑，没有什么特殊的方法，孕妇在洗浴时，可在浴缸边放条湿毛巾，这样可防止滑倒，造成流产。

准妈妈课堂

严重先天性畸形儿并不少见，其发生率为 1%～2%，常见的先天性畸形有以下几种：

● 无脑儿　这是最常见的一种严重先天性畸形儿，大概有 2‰左右。这种严重先天性畸形儿没有头盖骨，后脑勺有一些烂糟糟的血肉模糊的组织，没有脖子，脸直接长在肩上，脑膜直接暴露在外，胎儿出生后数小时即死亡。

● 大头儿　医学上称为脑积水，胎儿的头特别大，头内可积聚脑脊液 500～1000 毫升或更多，颅骨薄而有弹性，摸上去似乒乓球的感觉。额部前凸，眼球下翻，面部好似倒立的三角形。因大量积水压迫脑组织，患儿常有斜视、肢体瘫痪及智力不足。另一种大头儿，是一种巨脑症，其特点是头大、脑大、智力低。这种患儿发育迟缓，生活多不能自理。

● 脊柱裂　胎儿背侧腰骶部的脊柱裂开，脊髓膜直接暴露在外，孕妇也有羊水过多的症状。这种畸胎和大头畸胎，往往同时存在。

● 联体胎　联体胎是多种多样的，如头部联合、胸部和臀部联合等。这种严重先天性畸形儿在未出世前不容易诊断，常被误诊为双胎，直到生产时遇到困难，才被认识和发现。

● 肢体短小　软骨发育不全也是属这类畸胎，因软骨发育缺陷，四肢长骨的纵向发育受阻，而横向发育正常，故四肢短而粗。

● 内脏外翻　胎儿腹壁缺损，腹腔内脏包括肝、脾、肠等向外翻出，仅有一层透明的薄膜覆盖，胎儿常于出生后不久即死亡。

营养链条

准妈妈要忌食油条。这是因为：炸油条时，每 500 克面粉就要用 15 克明矾，而明矾正是一种含铝的无机物。如果孕妇每天吃 2 根油条，就等于吃了 3 克明矾，这样天天积蓄起来，其摄入的铝的数量就相当惊人了。这些明矾所含的铝通过胎盘侵入胎儿的大脑，会形成胎儿大脑障碍，增加痴呆儿的几率。

常见畸形有哪些类型

八周时的胎儿

准妈妈课堂

　　到这一天，也就是第 8 周末，胚体变直，胚胎初具人形，胎儿的尾巴完全消失了，眼、耳、口、鼻可见，四肢显出雏形，可称为胎儿，肾脏开始形成，肝脏能造出含血红蛋白的红细胞，心脏开始跳动，神经管鼓起，大脑皮层也开始出现，脑细胞迅速发育，对母体传来的信息也比较敏感。

营养链条

孕妇一日必要摄取的食品分量

一个人一日的分量		单位：克	
食品群	未怀孕	怀孕前期	怀孕后期
乳、奶油	250	500	500
蛋	50	50	50
鱼、肉	100	120	150
豆制品	80	80	80
绿色蔬菜	100	100	100
淡色蔬菜	200	200	200
蕃薯	100	100	100
水果	200	200	200
米、麦、谷类	230	250	280
砂糖	20	20	30
油脂	25	25	25

特别提示

　　孕 6 ~ 10 周是胚胎腭部发育的关键时期，准妈妈要注意自己的情绪，如果情绪过分不安，会影响胚胎的发育并导致腭裂或唇裂。

一周自测表

体重 _____

血压 _____

腰围 _____

腹围 _____

胎动 _____

本月要记

第三个月：

· 最容易流产期，不可过于劳累或做剧烈运动

· 使用承托力强的乳罩以防止乳房下垂

· 保持良好心态，轻松度过妊娠反应期，顺其自然，想吐就吐，想吃就吃

· 脚凉的人夏天也应穿袜子，避免性生活

· 睡前吃些点心，以防止晨吐

· 避免不良情绪刺激，如：噪音、凶杀、邪念、悲吓、丑陋等

· 本月做全面产前检查一次

准妈妈课堂

这时的准妈妈，多数都会出现尿频、乳房增大，腰腹部酸胀等症状，有的还会感到身体发热。子宫增大如鹅蛋般大小，由于胎盘发育尚不完善，胎儿还处于不稳定状态，所以准妈妈要注意自己的活动，以免流产。避免长时间站立或蹲下，特别是避免从事身体受到震动和冲击的工作。

营养链条

【麦门冬粥】

用料：鲜麦冬汁 50 毫升，鲜生地汁 50 毫升，生姜、薏米、梗米适量。

做法：先煮薏米、梗米及生姜，煮熟后放入麦冬汁和生地汁，调匀，煮成稀粥，空腹服食。

特点：安胎、降逆，止吐。

相关链接

调查显示：凡妊娠早期洗热水浴或蒸气浴的准妈妈，所生婴儿的神经管缺陷比未洗热水浴和蒸气浴者高 3 倍。

特别提示

为防止后车追尾，撞击造成流产。开车的孕妇可在车后面帖上"孕妇驾驶"的安全标签，这样可提醒后车注意。

对话宝宝

妊娠八周的准妈妈

ZHUNMAMABIDUYIRIYIYE

准妈妈课堂

　　准妈妈要特别注意如何科学洗浴，洗浴的时间不易过长，这是因为洗澡时，浴室内由于通风不良，空气浑浊，湿度大，就会降低空气中的氧气含量，再加上热水的刺激，会使人体内的血管扩张，这样血液流入人体躯干、四肢较多，而进入大脑和胎盘的血量就要相对暂时减少，氧气的含量也必然减少，且人的脑细胞对缺氧的耐力很低，会造成洗澡时昏倒的情况。如果孕妇洗澡时间过长，除发生以上情况外，还会造成胎儿缺氧。胎儿脑缺氧时间很短，一般不会造成什么不良后果，如果时间过长，就会影响神经系统的生长发育。因此，专家提示，一般孕妇一次洗澡时间不宜超过15分钟，或以孕妇本身不出现头昏、胸闷为度。

　　此外，水温不可过高，以免对胎儿发育不利，损害大脑。更不应坐浴，尤其妊娠后期更应绝对禁止坐浴，以防引起早产。

营养链条

　　孕妇洗浴后会感到疲劳，可以自制菊花饮饮用。方法是：白菊花，绿茶各3克，开水泡后当茶饮，可消除疲劳。

相关链接

　　在正常情况下，妇女阴道内保持一定的酸度，以防止病菌的繁殖。这种生理现象与卵巢分泌的雌激素和孕激素有密切关系。妇女在妊娠时，尤其是妊娠后期，胎盘绒毛产生大量的雌激素和孕激素，而孕激素的产生量大于雌激素。所以，在这个阶段，阴道上皮细胞的脱落大于增生，会使阴道内乳酸量降低，从而对外来病菌的杀伤力降低。如果坐浴，浴后的脏水有可能进入阴道，而阴道的防病力减弱，就容易引起宫颈炎、附件炎，甚至引起早产。

特别提示

　　洗浴时，孕妇不要尽力去洗够不到的地方，可准备一个柔软些的小刷子，这样不费力就可洗遍全身。

科学洗浴的方法

准妈妈课堂

绒膜绒毛取样检查胎儿是否健康是目前较常见的一种检查方法。绒膜绒毛是胎儿包膜上的微小毛状凸起物，含有遗传性与胎儿细胞相同的细胞。在妊娠第8周即可取出少量绒毛，利用显微镜分析其细胞。

这种检查方法不用针刺，而是用一个可以弯曲的细长导管，通过阴道插入子宫腔，吸出一份绒毛标本。化验羊水需要4周左右才有结果，检验绒毛4天内就可以获得结果了。此法仍处于研究阶段，取样后流产的概率与羊膜穿刺术大致相同。

胎教指南

这时应开始制定一整套胎教计划，安排好每天的胎教时间，准父母分配好各自的任务，胎教即可有步骤地实施了。

营养链条

早餐：豆浆1杯，饼干5块，茶蛋1个，桔子1个。

午餐：米饭150克，卷心菜炒肉片，青椒猪肝，榨菜蛋花汤。

晚餐：小米饭150克，干贝小白菜，素炒莴苣丁，蕃茄肉汤。

对话宝宝

绒膜绒毛检测法

ZHUNMAMABIDUYIRIYIYE

准妈妈课堂

这一时期胎儿不断成长，子宫逐渐增大，膀胱明显受压，准妈妈常会出现小便频繁，腰部有沉重感，乳房更加膨胀。乳晕、乳头开始有色素沉着，颜色发黑，阴道分泌物增多。此外，还容易发生便秘和腹泻。

胎 教 指 南

现代胎教的理念为：保持孕妇心情愉快，饮食均衡，环境卫生、安静，创造良好的条件以保证胎儿的正常发育，并采用某些适宜的方法对胎儿进行感觉教育。即科学"养胎"，开拓"教胎"。

营 养 链 条

孕妇忌多食菠菜。有些孕妇误以为菠菜富含铁质，多吃菠菜可供给人体较多的铁，以利补血，对胎儿生长发育有益。其实，菠菜中铁的含量并不多，其主要成分是草酸，而草酸对人体所需的重要营养素锌、钙有着极强的破坏作用。

锌和钙是体内不可缺少的微量元素，如果锌、钙被草酸破坏，将给孕妇和胎儿带来严重损害，造成严重恶果。如果人体缺锌，人就会感到食欲不振、味觉下降；儿童一旦缺钙，有可能产生佝偻病，出现鸡胸、罗圈腿以及牙齿生长迟缓等现象。孕妇过多地食用菠菜，会给胎儿发育带来不利。

相 关 链 接

接吻对孕妇是一种情绪上的刺激，可导致旺盛的妈妈子宫收缩加强，尤其是孕期3个月内或8个月的时候，接吻容易导致流产和早产。所以准妈妈在这时应避免接吻。

特 别 提 示

水果中的无机盐含量比蔬菜低，因此不能代替蔬菜。孕妇应每天吃500克的绿色蔬菜，再根据主食量的多少进食水果，但不要以水果代替主食和蔬菜，选择水果要选含碳水化合物较少的水果为好。

准妈妈的生理变化

ZHUNMAMABIDUYIRIYIE

准妈妈课堂

　　当准妈妈被检查是多胎妊娠时，往往都是喜忧参半。双胎或多胎妊娠，听起来确实令人高兴。但母体处于超负荷状态，若不合理调节，就会发生许多并发症，导致孕妇、胎儿死亡。因此，怀孕期间应注意以下几个问题：

　　●防治贫血　多胎妊娠妇女的血容量比单胎妊娠明显增多，铁的需求量也增大，往往在早期即出现贫血，以后可发生妊娠高血压综合症。防治贫血，除加强营养，食用新鲜的瘦肉、蛋、奶、鱼、动物肝脏及蔬菜、水果外，进入妊娠后期，还应每日补充铁剂、叶酸等。但需注意的是服用铁剂期间不要喝茶。

　　●预防早产　由于胎儿较多，导致子宫过度膨胀，往往难以维持到足月而提前分娩，早产的诱发因素主要是休息不当和房事不节制。

　　●防止妊娠高血压综合症　双胎或多胎妊娠，由于子宫过度胀大，使子宫胎盘受压缺血，易较早发生妊娠高血压综合症，而且程度重。

营养链条

　　野菜养分丰富，与蔬菜比较，所含蛋白质高20%，矿物质达数十种之多。以蕨菜为例，其铁质、胡萝卜素、维生素C的含量分别为大白菜的13倍、16倍、8倍。再说马兰头，含铁量是苹果的30倍，是橘子的10倍，超过芹菜与白菜。至于叶酸，每100克红苋菜叶叶酸含量高达420微克，超过栽培蔬菜中含叶酸之冠的菠菜。故孕期添一碟野菜，无疑为胎儿增加了一条营养供给的渠道。且野菜污染少，对母胎双方都较安全，味道也佳，可增进食欲，减轻厌食症状，有利于优孕。所以孕期应多吃点野菜好。

特别提示

　　一旦确定是多胎妊娠，准妈妈在日常生活中，就应该特别注意安全。由于多胎妊娠的孕妇子宫比单胎妊娠的孕妇子宫大得多，行动也更加笨拙，所以行动中应格外小心，以保证母胎的安全。

多胎妊娠应注意什么

ZHUNMAMABIDUYIRIYIYE

如何正确保胎

准妈妈课堂

有流产症状的准妈妈，千方百计想保住胎儿的心情是可以理解的。但孕妇流产如果已不能避免，即医学上称的难免流产者，这时千万不可等着让它自己慢慢流出来，应及早到医院刮宫，才能止住出血。当然，对于一些有阵阵腹坠或阴道流血的先兆流产，有些孕妇若能很好休息，使用一些保胎药（如安胎丸）或注射黄体酮、口服维生素 E，也能保住胎儿，直到正常生产。平时人们所说的保胎药，指的是防止孕妇流产和早产的药物。对于先兆早产的孕妇，可酌用镇静剂。

引起孕妇流产和早产的原因很多，治疗方法也各不相同，应用何种保胎药，须听从医生的指导。

胎教指南

这时的胎儿脑发育已至 80%，脊髓神经细胞已大部分完成发育，可实施一些简单的胎教了。在开始胎教之前我们要先给宝宝起一个名字，这样便于在今后的胎教过程中呼唤宝宝，加强与宝宝的亲密联系。

营养链条

人造食品，如点心、罐头、方便面等，在生产、加工、贮藏中为增加美味、延长保鲜期加入了多种人工合成或天然的色素、香精、防腐剂等。已有大量研究和事实证明，一些食品添加剂可危害人们的健康。以环己基氨基磺酸盐为例，这些物质长期以来被当作人工甜味剂在食品加工中广泛使用，可后来动物实验证明其不仅可使动物患膀胱癌，还可使培养的细胞染色体异常、胎盘生长障碍等。因此，孕妇应尽量不吃这类食品。

特别提示

X 线照射可造成胎儿畸形，故孕期头三个月要绝对禁止 X 线照射。以免胎儿发生小头、痴呆、脑水肿、小眼等缺陷。

准妈妈课堂

职业女性怀孕要注意以下几个问题：

- 与上司主动沟通，说明情况，取得上司与同事的理解。
- 避免在对母胎有影响的环境下工作，远离噪音，避免吸二手烟。
- 与人事部门沟通，安排好检查和参加培训班的时间。

日常工作中，应注意：

- 尽可能坐着，适当抬高双脚。
- 工作中要适时做做松弛颈部和肩部的运动。
- 如需蹲下或跪下时，应避免屈身。

下班回家后要以休息为主，减少家务活，这样才能保持精力旺盛。

营养链条

【芹菜粥】

连根芹菜 100 克，粳米 250 克。将芹菜洗净切碎，用粳米煮粥。温热服食，可清肝热，降血压。

特别提示

有的准妈妈不及时将怀孕的消息告诉班上的同事，觉得这是个人的事，这样会不方便。如果你是年龄大的准妈妈或早孕反应严重，还是尽快将消息告知大家，以便取得工作上的通融。

一周自测表

体重 _____

血压 _____

腰围 _____

腹围 _____

胎动 _____

职业女性怀孕的注意事项

ZHUNMAMABIDUYIRIYIYE

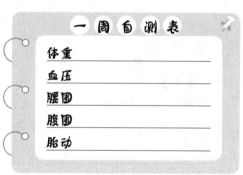

对话宝宝

准妈妈课堂

　　女性在怀孕后，胎盘会分泌一种叫做绒毛膜促性腺激素的物质，这种物质会抑制胃酸的分泌，使胃酸逐渐减少，消化酶活性降低，影响胃肠的消化吸收功能，从而使孕妇产生恶心欲呕，食欲下降，肢软乏力等症状。由于酸味能刺激胃分泌胃液，并且能提高消化酶的活性，促进胃肠蠕动，增加食欲，有利于食物的消化吸收，所以，大多数准妈妈都爱吃酸味食物。

胎 教 指 南

　　做好胎教的第一步，准父母要为母胎创造一个舒适的环境。可以将居室内颜色调得温和、安静，四周保持整洁，最好摆设花卉、盆景，尽量使孕妇保持心情愉快。避免收看情节紧张的电视节目。孕期情绪波动或惊吓均可使肾上腺素分泌增加，减少子宫的血液流量，从而使胎儿受损。长期的情绪抑郁或愤怒可使肾上腺皮质激素增多，不仅会使胎儿体内蛋白质合成减少，而且还会造成兔唇、腭裂，甚至引起胎盘早期剥离而导致大出血。

营 养 链 条

【鸡蛋羹】

　　将鸡蛋、盐、小海米、味精倒入碗中，加入 1 ~ 1.5 倍的温水，搅匀。放到旺火上蒸 15 分钟，下火，撒上酱油、香油、葱花即可食用。

为什么爱吃酸性食物

ZHUNMAMABIDUYIRIYIE

对话宝宝

B 超 的 作 用

准妈妈课堂

第一次到医院检查，医生会让你做一个 B 超，以观察确定是否是正常受孕。B 超主要起到以下作用：

● 观察胎儿的生长发育及周围环境　通过超声波检查，妊娠的头几周能确诊有无流产危险、是否是子宫外孕。孕中期可观察胎儿发育情况、估计胎龄、核对妊娠周数。孕晚期可观察胎位、脐带和胎盘位置、测量羊水多少、胎儿头径大小，以尽早发现胎儿宫内窘迫。

● 发现异常情况　妊娠 15～25 周内，超声波能够显示胎儿畸形、胎位不正、多胎妊娠、脐带绕颈、前置胎盘、胎盘早剥或胎盘过熟、葡萄胎、子宫瘤和卵巢肿瘤等。

营养链条

早餐：牛奶 1 杯，鸡蛋 1～2 个，面包 1 片，桔子 1 个。

午餐：酸牛奶 1 杯，苹果 1 个或 1 杯未稀释的果汁，素菜 100 克，各类肉 50 克，米饭 100 克。

晚餐：米饭，鱼肉，蛋类，蔬菜，新鲜水果适量。

相关链接

有人称糖为"慢佳糖"，是因为它能将能量细水长流地供给大脑，是大脑供能的最佳源泉，但是如果摄入过量的糖，又会损害脑的功能，容易造成神经敏感和神经衰弱等各种大脑功能障碍，孩子出生后，容易哭闹，吃奶差。

特别提示

第一次检查时，医生会提醒你注意不要感染弓形体病。即生食或食用没有煮熟的肉类、饮用污染水及吸入病畜排泄物的飞沫而感染的疾病。这种疾病对孕妇不会有影响，但对胚胎是有害的。

预防阴道炎

准妈妈课堂

女性的阴道是内生殖器官与外界相通的通道，细菌极容易侵入。阴道的后部便是肛门，粪便中有大量的细菌，排便时也极易污染阴道。特别是有些孕妇患有外痔，大便后如未及时清洗，容易弄脏内裤，污染阴道及尿道，引起炎症。而阴道的位置对子宫极为不利，一旦阴道发炎会直接危害到子宫，所以准妈妈一定要格外加以注意。

胎教指南

音乐胎教是一种利用优美音乐使胎儿受到良好的艺术熏陶的方法。目前，音乐胎教的方法是准爸爸、准妈妈普遍采用的胎教方法。

研究证明：音乐能开发胎儿的智力。音乐能刺激胎儿大脑皮层，促进脑细胞的发育及脑功能的发展。人的大脑两半球分工明确：左半球的功能主要是语言、计算等，侧重于逻辑思维，也称"逻辑脑"；右半球的功能主要是艺术活动、空间关系等，侧重于形象思维，也称"情感半球"。由于人类大脑在长期的发展中形成了左脑较右脑更为发达的不平衡结构，因而对于大脑尚未发育完善的胎儿来说，以音乐开发其右脑，使其左右脑得以平衡发展，对于出生后的智力发育，有着极为特殊的意义。

营养链条

准妈妈的膳食并不是热量越多越好。食物中含热能过高，会在体内转化为脂肪蓄积起来，孕妇体重过重时，妊娠并发症的发病率会随之增加。食物中的脂肪是一种富含热能的营养素，准妈妈可以适量食用植物油，限制动物油的摄入。

相关链接

取大蒜20克，捣烂为泥，糖水冲服，能散寒健胃，可预防感冒、流感，治疗头痛、肺炎、痢疾、恶寒发热等，也可助消化和增食欲。早饭前吃糖醋蒜10克，连服15天，可防治妊娠高血压及慢性支气管炎。

准妈妈课堂

准妈妈在孕期由于阴道分泌物增多，加之外界因素，极易患阴道炎，患了阴道炎外阴部分瘙痒难耐，但切记这时不要私自乱擦止痒药膏，这样只会加重病症，要及时看医生。治疗阴道炎时要将阴道冲洗干净，再插入抗生素栓剂。怀孕过程中的阴道炎很难完全治愈，准妈妈要有足够的耐心，坚持治疗。

预防阴道炎可以穿通风的内裤，保持外阴部清洁，这样就会减少感染的机会。

营养链条

啤酒虽然含酒精较少，但孕妇最好还是少饮。因为啤酒中含大量的钠，过量饮用可以在孕妇体内形成钠潴留，引起或加重妊娠水肿。

特别提示

这时的孕妇腹部虽未明显凸起，但乳房开始增大，以前的胸罩开始不适合，可以选择合适的胸罩给乳房提供支撑和扶托，通畅乳房的血液循环，它对促进乳汁的分泌和提高乳房的抗病能力都有好处。

对话宝宝

注意阴道瘙痒

ZHUNMAMABIDUYIRIYIYE

适当进行运动

准妈妈课堂

有的准妈妈不喜欢活动，这不利于胎儿的发育。适当的体育活动能调节神经系统功能，增强四肢功能，帮助消化，促进腰部及下肢血液循环，减轻腰酸腿痛、下肢浮肿等症状，防止孕妇发生骨质软化症。

胎教指南

胎儿由于大脑皮层发育不完善，兴奋抑制过程不甚协调，往往容易兴奋——胎动增加，不易抑制。而音乐是直接作用于人的情绪艺术，对调节胎儿的情绪，使胎儿获得兴奋和抑制过程的平衡有很好的作用。例如：经过一夜的睡眠，腹中的胎儿尚处于深深的抑制状态，这时应给胎儿听一些轻松的乐曲，使胎儿过渡到兴奋状态，孕妇也能精神饱满地开始一天的活动。孕妇睡觉前应听一些柔美的摇篮曲，以促使胎儿进入睡眠状态。

营养链条

【莲米猪肚粥】

用料：莲米 50 克，猪肚 1 付。

做法：将猪肚洗净切小块，与莲米同煮为粥，即可随意食用。

特点：此粥营养丰富，富含蛋白质、维生素与矿物质，适宜孕妇食用。

相关链接

染发剂、冷烫剂对常人的危害虽然微乎其微，但由于孕妇的皮肤敏感程度较高，染发剂、冷烫剂接触皮肤后，可刺激皮肤，引起头部、脸部肿胀，眼睛也会受到伤害，严重的还会引起流产，对胎儿也会有致畸作用。国外研究，还会引起孕妇皮肤癌和乳腺癌。

特别提示

年龄超过 35 岁的高龄孕妇或有家族基因缺陷史的孕妇，这时需要到医院进行一次羊膜腔穿刺检查，以避免产生畸形儿。

准妈妈课堂

怀孕接近 10 周了，准妈妈的乳房胀大，腰围也加宽了，腹部开始突显出来。这时需要穿着宽松的胸衣和内裤了。此外，还要喝大量含有微量氟的水，以补充体内钙、磷、氟化物，促进胎儿骨骼和牙齿的发育。

正确的喝水方法是：

• 每天早饭前空腹喝 1 杯温开水。这样可以促进胃肠蠕动，起到润肠通便使用，防止发生便秘，引起痔疮。

• 要及时补充水分，平均每 2 小时左右要喝一大杯水，不要等到感觉口渴时再喝。

营养链条

为了确保胎儿骨骼和牙齿的发育，要多吃些含钙的食物，如：

• 果仁等坚果类　花生、榛子、瓜子、核桃仁等坚果类含有丰富的钙质和蛋白质。

• 低脂牛奶　普通奶类虽然含有大量钙质，同时也含有大量脂肪，选择低脂牛奶，既可以补充钙质，又能避免肥胖。

• 白面包　每天吃 6~7 片白面包，可以补充额外需要的钙质。

对话宝宝

正确的喝水方法

ZHUNMAMABIDUYIRIYIE

准妈妈课堂

你的宝宝已经满 10 周了，这时的宝宝身长可以达到 40 毫米，体重大约在 10 克左右，头部变圆了，眼睑开始合拢，眼睛是半闭着。手腕已经成形，脚踝开始发育完成，手指和脚指已清晰可见，耳朵已塑造成形。胎儿的肠开始移动。尾部已消失，胎儿的外生殖器已开始发育，但尚不容易分辨男、女。

胎教指南

目前，有的人对胎教的理解有失偏颇，认为胎教要有目的性。其实，日常生活中的衣、食、住、行、育、乐都是胎教的一部分。不要单纯为了胎教而胎教。如果过多地运用一些技巧，反而会刺激未出世的宝宝，适得其反。因此，准妈妈、准爸爸在胎教中要掌握"火候"，不要拔苗助长，真正有效的胎教需要的是你们的爱心。

营养链条

【鸡蛋粥】

用料：鸡蛋 2 个，糯米 150 克，阿胶、精盐、熟猪油适量。

做法：1. 糯米用清水浸泡 1 小时左右，鸡蛋打散。

2. 将糯米倒入开水中，烧开后，改文火熬成粥，放入阿胶、鸡蛋再烧开，加入猪油、盐，搅匀即可食用。

特点：养血、安胎。适用于妊娠胎动不安，小腹坠痛，胎漏下血、先兆流产。

特别提示

孕妇除了对那些常规禁服的中药必须慎重外，对已注明孕妇禁用或慎用的中药，也应避免服用。

十周时的胎儿

ZHUNMAMABIDUYIRIYIYE

一周自测表

体重＿＿＿＿＿＿

血压＿＿＿＿＿＿

腰围＿＿＿＿＿＿

腹围＿＿＿＿＿＿

胎动＿＿＿＿＿＿

准妈妈课堂

满 10 周的胎儿已经能够灵巧地活动了。胎儿可以在羊水中弯弯曲曲地游动，有时还会转换身体的方向和位置。神经已经发育，对外界的刺激能作简单的反应。胎儿以惊人的速度发育着。但这时的准妈妈还感觉不到，一些孕妇会出现腹痛的症状，这是因为增大的子宫使周围一些组织受到机械性的牵拉。而子宫周围的脏器，如膀胱、直肠等也会因子宫增大受到挤压而出现下腹部疼痛，这种症状不会持续太久，会逐渐减轻以至消失。

营养链条

【生姜羊肉粥】

用料：生姜 30 克，羊肉 100 克，大米 150 克。

做法：生姜洗净切片，羊肉切成小块，与大米同煮为粥。

特点：适合妊娠虚寒，小腹冷痛，形寒肢冷的孕妇食用。

特别提示

腹痛时注意观察，如腹痛不止，且腹痛时间长，应该及时到医院诊疗，以免发生妊娠并发症。常见的并发症有先兆流产和宫外孕。

为什么会腹痛

对话宝宝

ZHUNMAMABIDUYIRIYIYE

不要忽视阴道出血

准妈妈课堂

孕妇如果出现阴道出血的情况，要及时到医院诊治，以确定出血原因。引起阴道出血大致有以下几种情况：

●先兆流产　先兆流产可以引起阴道出血，要及时确定原因，在医生指导下，采取措施。

●宫外孕　宫外受孕可以引发阴道流血。

●宫颈息肉或子宫内膜出血　怀孕造成原有息肉增大、充血、水肿，稍有创伤，就会引起持续的少量出血。而雌激素的波动也会引起子宫内膜的少量出血。

●葡萄胎　葡萄胎是良性肿瘤，增长速度比正常胚胎快，容易使子宫异常增大，引起下腹坠痛。

胎教指南

专家研究证明：色彩能影响人的精神和情绪，作为一种外在刺激，色彩通过人的视觉作用于人的精神，使人感到愉快舒畅或沉闷不安。因此，准妈妈的房间要色彩柔和、谐调，这样才能有利于宝宝的正常发育。

营养链条

【豌豆牛肉】

用料：甜豌豆 150 克，牛肉 100 克，湿淀粉、油、精盐、酱油适量。

做法：1. 将牛肉切成丁，用湿淀粉拌匀。

2. 油烧七成热，将牛肉放入油中过一下，捞出控油待用。

3. 锅内放油，放入豌豆、牛肉翻炒，加盐、酱油即可。

特点：补充营养，牛肉富含蛋白质，豌豆清新爽口，可增加食欲。

特别提示

由于重金属污染，食用海鲜可能会影响胎儿神经系统发育，所以食用海鲜以每周一次为宜，最好是清蒸后食用。

准妈妈课堂

十月怀胎，子宫是胎儿生存的场所，随着孕妇妊娠日期的增加和胎儿的生长发育，子宫也在逐渐增大，到胎儿足月时，子宫腔的容量比未孕时增大 1000 倍左右。子宫主要由肌肉组成，妊娠后子宫肌纤维增多，妊娠后半期，主要是子宫肌纤维本身的伸展、加长、变宽。子宫肌纤维之间有丰富的弹力纤维，使妊娠子宫变软而富有弹性。子宫血管增粗能使子宫得到丰富的血液供应，胎盘绒毛伸入子宫的血窦中，以保证胎儿从母血中吸取营养物质，并将胎儿的代谢废物清除。子宫下段又称子宫峡部，仅长 1 厘米，分娩前可长达 7~10 厘米。

子宫颈由于妊娠充血而变软，并呈紫色。宫颈管腺体分泌物增多，并积聚在子宫颈管内形成黏液栓，可以避免阴道内的细菌入侵到宫颈。妊娠末期子宫颈渐缩短，外口变松，表明成熟。临产时因子宫体收缩牵拉宫颈口向上向外并扩张，宫颈口逐渐扩大以便足月胎头通过。

胎教指南

孕期前三个月的胎教要侧重于环境胎教和情绪胎教。此时的胎儿处于器官形成阶段，准妈妈要远离一切妨碍胎儿发育的因素的环境。同时要保持准妈妈情绪上乐观、稳定。

营养链条

花生可以提供全面营养。花生素有"植物肉"的美称，和大豆一样，富含极易被人体吸收利用的优质蛋白。花生米产生的热量高于肉类，是牛奶、鸡蛋无法与之媲美的。其他成分如核黄素、钙、磷等，也都比奶、蛋、肉要含量高，所以孕妇要多吃些花生。

相关链接

孕妇多吃些酸性食物有助于满足母胎的营养需要。胎儿骨骼的形成需要钙。但要使游离钙形成钙盐在骨骼中沉积下来，必须要有酸性物质参加。孕妇多吃酸性食物还有利于铁的吸收，促进血红蛋白的形成。

子宫的变化

ZHUNMAMABIDUYIRIYIYE

预防流产要从孕前做起

ZHUNMAMABIDUYIRIYIYE

准妈妈课堂

预防流产要在孕前和孕初就做好准备，以防不测。

1. 计划在适孕年龄生产，不要当高龄产妇或高龄产爸。急性传染病须待痊愈后一段时间方可怀孕，慢性疾病则应该治疗到病情稳定并经专科医生认可才能怀孕。

2. 对于有过流产史的夫妇，应及时到医院检查，查清引起流产的原因，无论是夫妇哪一方有问题，都应及时治疗，治愈后再要孩子。孕前检查有任何感染都要先彻底治疗。

3. 已经怀孕的妇女，应注意避免接触有害化学物质，如苯、汞、放射线等，患病时要在医生的指导下服药治疗，不可自己随意用药。

胎 教 指 南

妇产科医生认为，胎教对胎儿发育是有好处的。孕妇应该在怀孕后期开始进行胎教，早期胎教作用甚微，一般从孕后 6 个月时，孕妇要经常抚摸腹部，与胎儿进行"交流"，在腹部播放悦耳动听的音乐。待孕妇分娩后，让婴儿继续听胎儿期所听过的音乐，一直持续到婴儿 6~8 个月，这样可以保持胎教的作用，使婴儿全身发育更加完善，为婴儿的将来获得较高的智商和健壮的体魄打下基础。

营 养 链 条

【肉丝榨菜汤】

材料：瘦猪肉、榨菜、香菜、香油、盐、味精、料酒各适量。

做法：1. 瘦猪肉切丝，榨菜洗后切丝，香菜切段。

2. 汤锅加入汤（或清水）烧开，下肉丝、榨菜烧沸，加盐、味精、料酒、香菜，淋香油，盛入汤碗内即成。

特点：肉嫩味美，清香利口，含有优质动物蛋白质、多种矿物质和维生素，并能补充人体需要的水分，适宜孕妇食用。

准妈妈课堂

准妈妈在孕期日常生活中要注意采取正确的行、走、立、坐的姿势。

妊娠3个月，随着妊娠周数增加，腹部逐渐向前突出，身体重心位置发生变化，骨盆韧带出现生理性松弛，容易形成腰椎前倾，给背部肌肉增加了负担，易引起疲劳或发生腰痛。孕妇站、立、坐、行走时保持正确的姿势，可以减少这些不舒服症状的发生，正确姿势如下：

●坐姿　坐椅时先稍靠前边，然后移臀部于椅后部坐椅中，后背笔直靠椅背，股和膝关节成直角，大腿成水平状，这样不易发生腰背痛。

●站立姿势　将两腿平行，两脚稍微分开，这样站立，重心落在两脚之间，不易疲劳。但若站立时间较长，则将两脚一前一后，并每隔几分钟前后换位置，使重心落在向前伸出的腿上，可以减轻疲劳。

●行走姿势　不弯腰、驼背，不过分挺胸，不用脚尖走路。要背直、抬头、紧收臀部，保持全身平衡，稳步行走，如有必要应利用扶手或栏杆行路。

胎教指南

孕妇自身的行为对胎儿有很深的影响。母胎之间有着密切的信息传递，胎儿能感知母亲的情绪，如果怀孕的母亲不思考、不学习，胎儿也会深受感染，变得懒惰，这对胎儿大脑的发育是不利的。我国古时胎教就有"目不视恶色，耳不听淫声，口不出恶言。"所以，母亲要从自己做起，勤于动脑，勇于思索、保持强烈的求知欲和好学心，充分调动自己的思维活动，使胎儿受到良好的教育。

营养链条

【面托苹果】

用料：苹果、熟油、黄油、糖、面粉、鸡蛋、牛奶适量。

做法：将黄油熔化，打入蛋黄搅匀，加入1汤匙牛奶，放入面粉和糖，搅匀后用剩余的牛奶稀释，把蛋白打起泡放入面糊中搅拌。苹果去皮、核，切成0.5cm的厚片，撒上糖、蘸上面糊，放入平锅煎好，再入烤箱烤5分钟。取出装盘，撒上糖即可食用。

日常生活中正确的行、走、坐姿

ZHUNMAMABIDUYIRIYIYE

81

准妈妈课堂

准妈妈在孕期要适当进行体育锻炼，增强体质，促进宝宝的健康发育，但锻炼要采用科学的方法，切不可盲目。

锻炼时应时刻注意身体有无不适症状，是否觉得呼吸困难、心动过速、心前区疼痛等。如果锻炼后15分钟之内心率恢复到锻炼之前水平，表明无衰竭现象。还要注意保持运动的规律性和持久性。偶尔进行锻炼是达不到锻炼效果的，相反还会产生肌肉疼痛现象，从而进一步降低其适应性。如果在锻炼中长时间不能消除疲惫，就需要降低运动强度。

在出现感染、贫血、甲状腺机能亢进、多胎妊娠等症状时切莫锻炼。另外有产科合并症，如习惯性流产、妊娠合并高血压、妊娠期流产、有早产史等，也不宜进行锻炼。

尽量不要在妊娠早期和晚期跳舞，妊娠中期也注意少跳为妥，更不能跳节奏激烈的舞蹈。

孕妇可以适当地玩玩牌，但每次时间不宜超过1小时。

自行车有震动，也不大安全，故孕妇尽量少骑，尤其是在妊娠晚期更要禁止骑车。

孕妇不宜长途旅行，孕晚期更应禁止，如果是必需的长途旅行，应乘坐飞机，或坐火车卧铺。

孕妇可以选择散步，或做一些利用健身器材的简单方式的锻炼。

营养链条

妇女在妊娠期甲状腺功能活跃，碘的需要量增加，这样就易造成妊娠期碘摄入量不足或缺乏，孕妇缺碘易发生甲状腺肿大，并影响胎儿发育。孕妇每日需碘175微克，每1000克盐含碘30毫克，因此孕妇每日食盐6克即可满足体内对碘的需求。但要注意，碘盐不宜爆锅、久煮或久炖，补充碘也必须逐日定量进行。

特别提示

孕妇行走宜背双肩背包，两手自由容易保持身体平衡，此外不要忘了带上防晒帽和水。

科学的锻炼方法

ZHUNMAMABIDUYIRIYIE

准妈妈课堂

准妈妈在怀孕期间尽量不要服药，如患病需服用药物时一定要掌握几个原则：

● 在医生指导下服药，不服用不了解的新药。不听信"偏方、秘方"。

● 能不服用尽量不服用，能少服用绝不多用。如必须用药要选择对胎儿影响小、无损害的药物。

● 尽量缩短用药疗程。

● 注意药品说明书中"孕妇慎用、禁用、忌用"等字样。

营养链条

【木耳鲜鱿】

用料：木耳 15 克，鲜鱿 360 克，红萝卜花数片，蒜茸、姜片、葱段各少许。盐半茶匙，胡椒粉、麻油各少许，生粉 1 茶匙。

做法：1. 木耳浸软，洗净切片。

2. 鲜鱿洗净，斜刀切花纹，加入调料腌一会，沥干水分。

3. 下油 2 汤匙，爆蒜茸、姜片、红萝卜花、木耳炒匀，鲜鱿回锅，用少许生粉勾芡，洒上葱段，即成。

特点：黑木耳富含铁、钙，有益气、养血、润肺之功效。鱿鱼富含蛋白质。此菜可增加孕妇营养，美味可口，适合贫血、体虚者食用。

特别提示

孕妇房间的温度，应在 27 度左右，湿度为 50%～60%，这个温度会使病毒活动迟缓，有利于减少病毒的入侵。

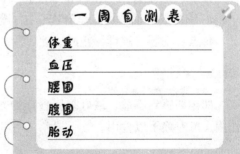

一周自测表

体重
血压
腰围
腹围
胎动

准妈妈课堂

有的孕妇有一种错误心理，认为中药无毒，可以不加选择的拿来就吃。要知道，中药成分复杂，有些药相互之间还有一定的影响，因此孕妇服中药必须由医生处方指导，切勿久服、乱服，更不能擅自服用"转胎"的单方、验方，以免危害母子健康，遗恨终生。

孕妇禁用和忌用的中成药有：牛黄解毒丸、大小活络丹、牛黄清心丸、风湿跌打丸、小金丹、玉真散、失关散、苏合香丸、木瓜丸、活血止痛散、再造丸、正天丸、冠心苏合丸、痛经丸、利胆排石片、狗皮膏等。

孕妇不宜服用的中成药有：活血破气类、利尿下降类、大辛大热类、芳香透窍类及有毒类。

胎教指南

噪声可刺激和损害胎儿听觉和神经发育，引起胎儿畸形，新生儿体重减轻，还可引起孕妇子宫收缩，导致流产、早产，所以孕妇应避免有噪声污染的生活和工作环境。

营养链条

【紫苏肉片】

用料：里脊肉 100 克，紫苏 2 片，酱油、淀粉、盐适量。

做法：1. 里脊肉切薄片，加淀粉、酱油腌入味，紫苏切丝备用。

2. 锅内放底油，加入里脊肉、盐、紫苏炒熟即可食用。

特点：安胎、解毒、止吐。

特别提示

如孕期感到不适，最好采用食疗的方法。有许多食物具有中药治疗的作用，可对症予以食用。

服中药也要慎重

准妈妈课堂

患病的准妈妈在需服用抗生素时，一定要慎重。

孕妇服用抗生素后，药物从母体血液通过胎盘转运或分散到胎儿体内。进入胎儿体内的多少取决于药物的物理化学性质，用药量的多少及胎盘血液供应情况。进入胎儿体内的药物越多，对胎儿影响就越大。

1. 整个妊娠期禁用的抗生素：

①链霉素、庆大霉素、卡那霉素、新霉素、万古霉素等，对胎儿有耳毒作用，容易导致胎儿失聪。

②多黏菌素、黏杆菌素等，对肾脏和神经系统有毒性作用，并能通过胎盘影响胎儿。

③四环素能使胎儿牙齿变色和影响骨骼生长发育。在妊娠晚期孕妇大剂量使用四环素可引起肝脏脂肪变性和造成孕妇死亡。

④两性霉素 B、灰黄霉素等，对神经系统、血液、肝脏和肾脏有较大的毒性。灰黄霉素对胎儿有致畸作用，也可能引起流产。

2. 妊娠某阶段禁用的抗生素：

妊娠 12 周内禁用氯霉素、乙胺嘧啶、利福平、磺胺药等，妊娠 28 周后禁用氯霉素、乙胺嘧啶、磺胺药和呋喃坦啶等药物。因为氯霉素、利福平、乙胺嘧啶可致新生儿尿道和耳道畸形、耳聋、肢体畸形、脑积水、死胎及新生儿死亡。磺胺药可致新生儿核黄疸及溶血性贫血。呋喃坦啶可致新生儿溶血。

特 别 提 示

尿路感染的孕妇要多喝水，可服用头孢类抗生素，但一定要遵医嘱。避免使用喹诺酮类药物（氟哌酸、氧氟沙星、环丙沙星等），以免影响胎儿骨骼的发育。

慎服抗生素

ZHUNMAMABIDUYIRIYIYE

准妈妈课堂

衣原体是一种微生物，这种病原体对外界环境没有多大的抵抗力，一般消毒剂可起到杀除作用。沙眼衣原体不仅能引起眼部疾病，还可通过性接触传播而引起泌尿生殖系统感染。因此，这种感染也属于性传播疾病。

孕妇一旦被作出衣原体感染的明确诊断，都应立刻进行积极的治疗。有多种特效治疗药能杀灭衣原体，控制感染，常用的有红霉素、四环素、羟氨苄青霉素等。但四环素对胚胎和婴儿有毒性作用，应避免使用。用药量应遵医嘱，疗程不应少于 7 天。

防治衣原体感染可采取以下措施：

- 采用一般的性卫生防病措施。
- 严禁性乱行为。
- 保持外阴部的清洁卫生对防止衣原体感染亦十分重要。
- 丈夫有衣原体引起的尿道炎等感染的，应进行彻底治疗。

胎教指南

专家研究证实：人的性格在胎儿期已经开始形成。而一个人的性格在人生的发展中往往起到关键的作用，积极、稳定、乐观、开朗的性格能对人的成功有所助益，反之则对人生的发展施以消极的影响。因此，孕期准妈妈就要注意对胎儿性格方面的培养。要为胎儿创造一个良好的生活环境，准妈妈的情绪也要稳定、乐观，不可大悲大喜，大惊大怒。这样才能有利于胎儿健康性格的形成和发展。

营养链条

【姜汁黄鳝饭】

用料：粳米 100 克、黄鳝 50 克、姜汁 10～20 毫升、花生油适量。

做法：1. 将黄鳝处理干净，用姜汁、花生油拌匀。

2. 粳米煮饭至水分将干时，将黄鳝放到饭上，收汁 15～20 分钟即可。

特点：此饭可补血健胃，富含维生素 B_2，适合于妊娠呕吐、食欲不振的孕妇食用。

准妈妈课堂

10 月怀胎，难免有身体不适的时候，如果准妈妈感到头痛、发热，千万不要等闲视之，要及时看医生，对症治疗。

人们常说"头痛发烧，不治自好"，殊不知引起头痛发烧这种症状的流行性感冒或腮腺炎病毒，是可以通过胎盘直接带给胎儿的，造成胎儿发育障碍，以致流产、早产或变畸胎。即便是一般的"头痛发烧"，也会影响母体对胎儿营养物质的供给，从而引起胎儿个别器官甚至整个身体形态和功能的异常。常见的有唇裂（兔唇）、腭裂（狼咽）、某些精神发育迟滞（智能低下）和低体重儿（足月婴儿体重低于 2500 克）等。

营养链条

孕妇们大多认识到补钙的重要性，但有的孕妇缺乏这方面的知识，只认为补钙越多越好，其实人体对钙的吸收是有限的，准妈妈们还是应常到户外运动，晒晒太阳，这样才能更好地促进钙的吸收。

特别提示

这时的胎儿骨骼细胞发育加快，逐渐出现了钙盐的沉淀，骨骼变硬，需要从母体内摄取大量的钙质。从现在起，你要有意识地补充钙质。

对话宝宝

不可忽视头痛、发热

ZHUNMAMABIDUYIRIYIE

准妈妈课堂

胎儿生活环境包括胎内环境和胎外环境。胎内环境是指胎儿在母体子宫内的生存条件，包括胎儿自身和母体变化情况。胎外环境是指胎儿借助母体生活的外部环境，包括准妈妈的工作、生活环境。

母体本身的健康状况，情绪感受，行为方式及工作环境都将对胎儿产生直接或间接的影响。环境质量的好坏也对胎儿智力的形成和发展起着十分重要的作用。所以准母亲要为母胎营造一个舒适的居住环境。准妈妈的居住环境要整洁、安静、通风，阳光照射充足，温度要保持在 22～27 度，湿度保持在 50% 左右。冬天可以在室内放一盆水，在地上喷水也可起到提高空气湿度的作用，有条件可以买一个加湿器放到卧室调节湿度。

此外，还要经常打开窗户通风换气。但需要注意的是不要起早开窗，最好是在上午的 10～11 点钟，下午 3～5 点钟开窗换气。

营 养 链 条

【大蒜乌豆煮红糖】

用料：大蒜、乌豆（黑豆）、红糖适量。

做法：将大蒜去衣，洗净，切片，乌豆洗净，与红糖共入瓦煲内，加水，用旺火烧沸后改用文火煮，至乌豆熟烂时即可。

特点：大蒜、乌豆煮加红糖能健脾益胃，可治妇女虚弱型妊娠水肿症。

相 关 链 接

激素的剧烈变化，情绪不稳定均能造成植物神经紊乱，造成耳鸣、头痛。可以去逛街、看电影，以保持舒畅的心情。

特 别 提 示

有的准父母认为，胎教进行得越早孩子越聪明，其实怀孕前 3 个月可以从营造良好环境入手进行环境胎教，也可适当听一些轻柔的音乐，但不宜采用抚摸胎教方法，因为前 3 个月是胎儿大脑形成的重要阶段，而脑细胞的分裂，本能地处于安静状态。所以，准父母不要常去刺激已有了"感觉"的胎儿，这样不利于胎儿智力的发展。

准妈妈课堂

准妈妈因内分泌改变及胎儿发育的需要，会发生一系列的适应性变化，很容易患皮肤病，瘙痒不止，严重的皮肤病可造成宝宝胎死腹中，造成婴儿胎死腹中的常见皮肤病主要有妊娠痒疹和妊娠疱疹。

●妊娠痒疹 好发于妊娠3~4个月的孕妇。全身散发多数小结或丘疹，伴随剧烈的瘙痒，夜间更加严重。搔抓后常有皮剥脱及血痂等继发性改变。一般于产后3周内自行消退，留有暂时性色素沉着。但下次妊娠仍会再发。皮疹严重者会有死胎出现。

●妊娠疱疹 通常发生于妊娠3~6个月时，开始时有全身不适、发热、皮肤发痒等症状，数天后可出现红斑、丘疹、水泡等损害，往往聚集成群，呈环状排列。泡破后结痂，愈后留下色素沉着。在妊娠期中，病情往往反复减轻或加重。有时可伴有蛋白尿和血尿。一般在分娩前后皮疹开始消退，有时直到月经再来时才痊愈。此病对母亲一般无危险，但死胎、婴儿先天性异常和新生儿死亡率可高达50%。

营养链条

纯苹果汁、西瓜汁是孕期最佳饮料。苹果汁和西瓜汁中含有丰富的铁、钾和镁等微量元素。苹果汁还有平衡胃肠功能、抑制胃酸的作用。

特别提示

患有皮肤病的准妈妈不要盲目地涂止痒膏，或用止痒的洗液去洗，要在医生的指导下对症治疗，以免错过最佳治疗时期殃及胎儿。

对话宝宝

满三个月时的胎儿

准妈妈课堂

　　准妈妈这时已经度过三个月的孕期生活，早孕反应已大大减轻，早孕期结束。这时的胎儿长约 8 厘米，小腹下方可以触及到子宫，能把羊水吞进肺里又吐出来，有时还排尿，能移动腿脚、手指和头，嘴能张开吞咽，胎儿上鄂中坚硬多骨的部分已完全形成了。胎儿这时的发育速度有所减缓，重约 20 克左右，长约 70 ~ 90 毫米，头部约占身体的 1/2，已经能分辨出男女。

胎教指南

　　准妈妈可以朗读一些有趣的童谣、儿歌、诗词，也可以阅读一些风景画册、散文，既可以陶冶自己的情操，还可潜移默化地对腹中胎儿的形体器官发育成熟起到良性刺激作用。

营养链条

　　【葡萄干莲子汤】

　　用料：葡萄干 30 ~ 50 克、莲子 100 克。

　　做法：将去芯莲子与葡萄干一起装入煲内，加水 800 毫升左右，用旺火烧开后改用文火，煲至莲子熟烂时停火，喝汤吃料。

　　特点：此汤有益肝安胎之功效，适合孕早期食用。

　　【糖醋荷包蛋】

　　锅内加清水，放入白糖、白醋大火煮沸；将鸡蛋打入，改小火煮约 2 分钟；待鸡蛋熟透后即可食用。可健胃止吐，能迅速改善脾胃虚弱、呕吐不止等害喜反应。

特别提示

　　今天准妈妈孕期已满 12 周了，要选择好孕期检查与生产的医院，并建立孕妇档案，定期进行检查。

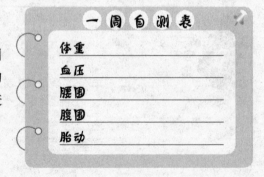

一周自测表

体重＿＿＿＿＿＿

血压＿＿＿＿＿＿

腰围＿＿＿＿＿＿

腹围＿＿＿＿＿＿

胎动＿＿＿＿＿＿

ZHUNMAMABIDUYIRIYIYE

本月要记

第四个月：

· 本月至第 7 个月为最安定时期，可经常散步，到公园、湖边、田野、森林呼吸新鲜空气，心情舒畅，利于胎儿发育

· 妊娠反应结束，胎儿进入急速生长期，需多摄入优质蛋白质、铁、锌、钙和维生素食品

· 吸烟的孕妇必须戒烟

· 胎儿出现胎动，能听到胎心

· 可适度修饰打扮，增加美感

· 本月产前检查一次

准妈妈课堂

从今天起，准妈妈已进入孕期的第 4 个月，即孕中期。准妈妈要定期到医院进行产前随诊了。

目前，各大医院产前随诊安排是 4~7 个月（12~28 周）4 周一次；8~9 个月（28~36 周）2 周 1 次；第 10 个月（36~40 周）每周 1 次。

每次产前随诊除了查尿蛋白、血色素、量血压、测体重等外，主要是产科检查，其中包括胎位、胎儿大小（对胎儿发育的估计）、听胎心、量腹围等，必要时还要测胎盘功能，作 B 超检查等。在妊娠后期，更应密切注视孕妇及胎儿的情况，并作好临产准备，以便一旦发现异常可以立即就医，不致延误。

营养链条

【什锦煎蛋】

将火腿、猪肉、蘑菇放入平底煎锅中煎熟。把鸡蛋浇到做好的配菜上，洒上盐，再盖上盖，煎 3~4 分钟即可食用。也可以放入微波炉中烤几分钟。此菜色泽鲜艳，营养丰富，能增进食欲。

贴化验单处

产前随诊的安排

ZHUNMAMABIDUYIRIYIE

准妈妈课堂

学会记录每次产前随诊的数据，这样可以记录胎儿宝宝的成长过程，同时也利于准妈妈自我监测。

产检卡
每次你去妇产科做检查，医生会将各项检查的结果记录在产检卡上，许多医学用语会用缩写的方式。为了帮助你看懂卡片，现将一些常用的医学用语列成下表：

BP	血压
Cx	子宫颈
Fe	铁剂处方
FH	胎心音
FHH/NH	听到胎心音/没有听到
FMF	感觉到胎动
HB	血红蛋白（含量低表示危险）
HT	高血压
Long	纵向体位（胎儿的体位与脊椎平行）
MSU	尿液标本
Oed	浮肿（肿胀）
Paral	产妇已育有一子
PET	先兆子病出血症
TCA	复查
VE	阴道检查

营养链条

【盐水白鸡】

将母鸡放入锅内煮，六七成熟捞出；锅内放清水、鸡、盐、料酒适量，葱、姜、花椒少许烧开，改文火煮熟，晾凉即可食用。此菜清淡可口，味鲜肉嫩。含有丰富的蛋白质、钙、磷、铁等矿物质和维生素。

作好随诊记录

ZHUNMAMABIDUYIRIYIE

准妈妈课堂

预防妊娠期皮肤病一定要注意自身的清洁卫生，做到勤洗澡、勤换衣，洗澡时最好是淋浴而不是盆浴。此外还要注意自身的身体健康，合理营养，均衡饮食。孕早期为致畸敏感期，对其预防常需要在怀孕之前开始。准妈妈如发生感染，尤其是病毒感染（如流感），会使胎盘功能减退，影响胎儿发育，病原体有可能侵犯胚胎，引起胎儿畸形和死亡。若妈妈用药，由于胎儿分解药物的功能不强，药物易累积在胎儿体内，会影响胎儿健康发育，所以妈妈在致畸敏感期要增强免疫力，预防感染和用药产生的严重后果。健康母牛的初乳中，含免疫球蛋白 igG、LlllgA、lgm 及核苷酸、干扰素等天然免疫活性物质，能够帮助妈妈提高自身免疫力。

营养链条

牛奶含有丰富的蛋白质和钙。孕妇每日需要 1500 毫克的钙才能满足母胎两人的身体需要，且多喝牛奶还能够提高准妈妈的免疫能力。因此，为了保证母胎的健康，准妈妈应保证每天喝 500 克牛奶。

特别提示

早孕反应基本结束后，准妈妈应开始着手锻炼，开始锻炼时要循序渐进，从小的运动量开始，选择安全性较高的运动方式。

对话宝宝

如何预防皮肤病

准妈妈课堂

如果孕期准妈妈得了性病，除了考虑与妊娠的相互影响外，还要考虑对胎儿可能有影响，应采取以下措施：

- 积极求医诊治。
- 对其他性病进行筛查。
- 充分配合防疫人员开展随访和调查。
- 对性病患者接触者，也要劝其进行检查。

营养链条

随着孕期的推进，孕妇机体代谢加速，胎儿、胎盘等附属物能量及代谢增加，孕妇每周体重增加 0.3～0.5 千克，为增加能量代谢，孕妇要增加维生素 B_1 和 B_2 的摄入量。

相关链接

富含维生素 B_1 的食物有：小麦胚芽、食物米糠、鳝鱼、肾脏、心脏、大豆、猪肉、芝麻、玉米、黄豆、豌豆；富含维生素 B_2 的食物有：猪肝、牛肝、鱼、蛋、乳制品、牛奶、鳝鱼。

特别提示

进入第四个月了，胎儿的发育进入了快速增长期，但这并不意味着妈妈吃得越多越好，而是要注意营养搭配，全面吸收营养，才能满足胎儿的需要。

对话宝宝

准妈妈课堂

有的准妈妈到医院验血，发现血红细胞少于350万/立方毫米，或血色素在10克以下，或红细胞压积在30%以下，则被医生诊断为贫血。

贫血使孕妇带氧能力减低，孕妇感到心跳气促，浑身无力，容易发生妊娠并发症如妊娠高血压综合症，从而使身体抗病能力低而感染其他疾病。孕妇贫血还容易使胎儿营养不足，造成胎儿发育迟缓，以致早产或死于子宫里。因此预防贫血对孕妇来说是很重要的。

营养链条

改善贫血的食物有：猪肝、木耳、冬菇、海带、紫菜、豆类、蛋白质等。在日常饮食中，只要食物搭配得当，就可以满足体内需要。此外，孕妇还要注意多吃新鲜水果和蔬菜，可防细胞性贫血。

特别提示

如出现贫血，切不可恐慌，加强营养后可得到治愈，如效果不明显可在医生指导下服用硫酸亚铁等药物治疗，同时可以服用些维生素 C，以促进铁的吸收，服药时间一般选择在饭后，这样可以减少对肠胃的刺激。

对话宝宝

妊娠期贫血的防治

ZHUNMAMABIDUYIRIYE

看电视要注意的事项

准妈妈课堂

早孕反应结束的准妈妈，身体已不那么难受，可以坐下来看看电视了，这时一定要注意以下几个问题：

- 看电视的时间不宜过长，一般在 1~2 小时左右。
- 远离电视，尤其是在电视开关时，最好距离两米以上。
- 尽量不看刺激的节目。
- 看电视时，室内保持空气流通。
- 电视音量不宜过大，以免刺激胎儿。

胎教指南

医学及声学、音乐工作者反复试验证明，胎教音乐应选择音量适中、格调清新、节奏舒缓的乐曲，而不宜使用节奏感强的打击乐或频率变化较大的交响乐，因后两者含有较多的尖锐噪音容易使胎儿疲劳。

营养链条

【自制西瓜蜜】

取西瓜 1 个，从瓜蒂开口，将瓜瓤搅成汤水，加入白蜜 100 克，搅匀，再用原盖封严，两小时后食用。此蜜汁有治咽炎、喉炎、大便秘结之功效。

相关链接

电视机安检部门测定：电视机发射的 X 线远达不到 1 伦琴，对人体昼不会产生多大伤害，但看完电视后，还是应该用清水洗手、洗脸，消除阴极线、放射线对人体的影响。

特别提示

目前，市场上已有专业机构出版的胎教音乐磁带，孕妇可以根据喜好加以选择。对一般人来说，不要盲目以自己的好恶为胎儿选择磁带。

准妈妈课堂

准妈妈怀孕期间情绪受早孕反应的影响会有所波动，这是正常的。但据专业调查发现：有将近10%的女性在孕期会有不同程度的抑郁。一旦准妈妈患有抑郁症对母胎都有相当的危险性，会使准妈妈照顾自己及胎儿的能力受到影响，带来不良后果。

如果准妈妈出现下列症状，应及时到医院诊治：

●注意力不能集中●易怒、心烦●难以入睡或中途醒后再难入睡●非常容易疲劳，或有持续的疲劳感●不停地想吃东西或者毫无食欲●对什么都不感兴趣，打不起精神●持续的情绪低落，想哭；情绪波动很大，喜怒无常

营养链条

【豆腐皮粥】

豆皮2张、粳米100克，冰糖、清水适量。将豆皮切成小块与粳米、冰糖一同下锅，文火蒸成粥即可食用。此粥有治疗肺热咳嗽、妊娠热咳的功效。

一周自测表

体重
血压
腰围
腹围
胎动

妊娠期抑郁症

对话宝宝

准妈妈课堂

一些孕妇平时喜欢打麻将来娱乐，怀孕时仍然没有消减，这不利于母胎的健康。玩麻将时，孕妇精神高度紧张，注意力过于集中，处在大喜大悲、患得患失、惊恐无常的不良环境中，母体内的激素分泌异常。这些恶刺激往往会对胎儿大脑发育造成损害。

此外，打麻将的环境多有烟雾弥漫，这样母胎被动吸烟，也要受到损害。同时，干热的烟雾刺激呼吸道，会增加孕妇患呼吸道疾病及孕期合并症的危险，胎儿也会因供养不足而发育不良。

长时间的坐姿，使孕妇胃肠蠕动减弱，胃酸返流增加，引起便秘、厌食、呕吐、咽喉及上腹部烧灼感。

所以，有打麻将爱好的准妈妈最好还是"忍痛割爱"，远离麻将桌为佳。

胎教指南

有利于增强记忆力的音乐：柴可夫斯基的《弦乐四重奏》第二章、韩德尔《快乐的铁匠》。

营养链条

【拌黄豆】

用料：水发黄豆200克，酱油、香油、葱适量。

做法：将水发黄豆上火煮熟，捞出沥干，放入酱油、香油、葱花一起搅拌均匀即可食用。

特点：此菜营养丰富，清淡爽口。

相关链接

大豆含有较高的蛋白质、不饱和酸、卵磷脂、脑磷脂、钙元素等。大豆蛋白质是最好的植物性优质蛋白，含有丰富的赖氨酸。

特别提示

准妈妈每天站立工作不要超过40分钟，也不要盲目地为增加营养而大吃两份食物，要有计划地补充，定期测量体重。

要远离麻将桌

ZHUNMAMABIDUYIRIYIYE

准妈妈课堂

十月孕期，准妈妈难免因为就医、探亲、旅游等原因外出，这就需要做好充分准备，以保护母胎安全。

在出发前应到医院向医生介绍一下行程计划，然后征求医生的意见。如果医生认为可以旅行，应请医生帮助准备必须携带的药品。

如果计划外出旅行，那么就把外出的时间放在怀孕4~6个月时，这段时间怀孕初期的不适已渐消失，而孕晚期的身体沉重等还未开始。另外，这段时间也不易流产。

孕妇外出前要对要去的地区有个详细的了解，避免前往传染病流行地区。要多带宽松的衣物，常洗常换，讲究个人卫生。

在旅途中，孕妇不可过度劳累。行程不要安排得太紧凑，要多安排停留时间，使孕妇有充分的休息时间。

长途旅行，孕妇最好乘飞机，这样可减少长时间的颠簸。

不论在汽车、火车，还是在飞机上，孕妇最好能每过15分钟站起来走动走动，这样做可以促进血液循环。

胎教指南

胎教不应以提高孩子智商，以备将来应试为目的，而应以构筑母子心灵的桥梁为目标。妊娠期经常对胎儿说话，自然充满母爱，以稳定的心态迎接分娩，孩子出生后，也能对他精心呵护。

营养链条

补充水分对于准妈妈来说非常重要，但准妈妈千万不要喝一些软饮料，这样不但起不到补充水的作用，还不利于母胎的健康。因为，每340克软饮料中就有9茶匙的糖。

特别提示

外出时要注意饮食营养及饮食卫生。在旅途中，饮食营养不易平衡，特别是饮水、蔬菜往往无法保障。因此，准妈妈外出前应做好充分准备。严禁吃包装不合格或过期食品，不随便饮用无厂家无商标的饮料。

旅行时需注意什么

ZHUNMAMABIDUYIRIYIYE

如何度过冬季

准妈妈课堂

如果准妈妈的孕期恰好在寒冷的冬天，那么，应格外小心，注意做好以下几个方面的工作：

● 要严防病毒感染 冬季气温低，室内外温差大，呼吸道的抵抗力降低，极易感染各种病毒，这会给胎儿带来不同程度的伤害。因此，孕妇要注意衣着和起居，及时添加衣服。尽量减少外出，同时室内温度要尽可能保持平稳以免室内外温差太大，使身体抵抗力下降。

● 保证营养 冬季绿叶蔬菜较少，孕妇容易缺乏维生素 C，应因地制宜，有计划地多吃些水果和蔬菜。为了增加热量，孕妇应多吃些鱼、瘦肉、家禽、蛋类、乳类及豆制品等营养丰富热能高的食品，还可以吃一些红枣、板栗、核桃等干果，以满足母子的生理需要。

● 保持室内空气流通 冬季取暖及生活用燃料产生的废气会加重室内空气的污染，因此应每天定时打开窗户或安装排气扇，使空气得以流通，避免孕妇和胎儿受空气污染。

● 注意晒太阳 冬季天气寒冷，紫外线强度相对减少，加之人们室外活动少，容易缺钙。因此，孕妇在冬季天气好的时候应注意多晒晒太阳，被褥等用品也要常晒，这样才利于母胎健康。

● 注意安全 我国北方，冬季气温很低，地面常常结冰，孕妇身体笨重，重心不稳，容易摔跌和扭伤，所以孕妇宜穿平底、大跟、防滑的棉鞋，走路要慢，迈步要小。尤其是下雪天外出，更应格外小心。上下班乘公共汽车时要握紧把手，并与周围保持一定距离，以防刹车时发生意外。

胎教指南

准妈妈可以阅读一些意境美的抒情散文，如朱自清的《荷塘月色》、《绿》，陶渊明的《桃花源记》，柳宗元的《永州八记》，杨朔的《荔枝蜜》，你可以低声吟诵，这对胎儿成长发育非常有益。

营养链条

【盐卤鸡片】
用料：熟鸡脯肉 250 克、黄瓜 1 根、香油、盐、味精、花椒水适量。

做法：1. 将鸡脯肉切成薄片，黄瓜洗净，切成象眼片。

2. 将鸡肉片、黄瓜片与香油、盐、味精、花椒水卤1小时，取出装盘即可食用。

特点：此菜味道香醇，食而不腻，营养丰富，适合孕中期食用。

相关链接

冬季是各种病毒感染性疾病的高发季节，由于孕妇的身体特殊，抗病能力低下，有一定的易感性。一般情况下，孕妇在冬季病毒感染次数越多，症状越重，病程越长，对胎儿的不良影响也就越大。据医学研究证明，冬天孕妇畸形儿的发病率为四季之首。

特别提示

冬季孕妇进行体育锻炼时，最好是选择每天上午10点到午后2点，这时的天气较暖，可以避免风寒感冒。同时，要远离冰雪路面，以免滑倒，危及胎儿。

对话宝宝

如何度过冬季

ZHUNMAMABIDUYIRIYIYE

准妈妈课堂

夏天是准妈妈较为难受的时候，您可以：

● 衣着要凉爽宽大 准妈妈最好选择真丝或棉织的衣料做贴身的衬衣和内裤，轻松舒适，容易透湿吸汗，散发体温。衣着宜宽松，胸罩和腰带不宜束缚过紧，以免导致乳腺增生和影响胎儿的发育。

● 饮食要新鲜多样 要注意保持食欲，多吃新鲜蔬菜，如黄瓜、蕃茄、扁豆、冬瓜等，多吃新鲜豆制品，多吃西瓜，常吃鸡肉丝、猪肉丝、蛋花、紫菜、香菇、蘑菇等做成的汤。

● 温水擦洗淋浴 要经常用温水擦洗或淋浴，以保持皮肤清洁，预防痱子或疖子。洗澡时要特别注意乳房及外阴的卫生，不要坐盆浴，以免污水流入阴道引起感染。

● 不要过于贪凉 不宜在冷气充足的房间呆得过久，防止腹部受凉。乘凉时最好不要坐在风口，睡觉不能露天，躺卧也不能睡在水泥地的草席上。使用风扇时，不要直吹，风速宜和缓或将电扇摇头。此外，孕妇不宜喝冷饮，以免寒伤肠胃，影响胎儿。

● 保证睡眠休息 要保证一定时间的午睡，防止因过度劳累造成中暑晕厥、胎动不安或流产早产。

营养链条

准妈妈在夏季都喜欢吃清新、爽口的食物，你可以做一些凉拌食物，但一定要记住：凉拌食物加工过程中一定忌用生水去过，最好用凉开水。

特别提示

● 夏季、冬季出门时别忘了戴帽子，可有效防晒、防寒。

● 夏季最好打一把伞，这样既可以防止紫外线对母胎的"杀伤力"，又可以防止多变天气带来的雨。

● 夏季如在空调房间中办公，别忘了穿一件薄外衣。

● 天气冷时，准妈妈要为自己准备几条围巾御寒，以防感冒。

● 夏季炎热时，不要吃不新鲜的水果，更不要贪吃冷饮，以免造成腹泻。

准妈妈课堂

　　较勤快的准妈妈孕期也不会放下手中的家务活，其实适当做些家务活活动活动，对于准妈妈来说未曾不是好事，但是要掌握做家务活的要领。做饭是每个家庭主妇天天要做的事，要尽量不用手直接浸入冷水，尤其是在冬春季节更应注意，因为着凉受寒有诱发流产的危险。厨房最好安装抽油烟机，因油烟对孕妇尤为不利，可危害腹中胎儿。炒菜、炸食物时，油温不要过高。为避免脚步疲劳、浮肿，可在厨房放个椅子，以便随时休息。早孕反应较重时，不要到厨房里去，因油烟和其他气味可加重恶心、呕吐。

胎教指南

　　能使人轻松、愉快的音乐：《月光奏鸣曲》、《熊猫咪咪》、《绿岛小夜曲》、《月光下的凤尾竹》等。

营养链条

　　三伏天酷热难耐，应多食用清淡、凉爽、可口的食物：如大米绿豆粥、大米百合粥、清蒸鱼、豆皮或腐竹拌黄瓜。

对话宝宝

如何做家务活（一）

ZHUNMAMABIDUYIRIYIYE

如
何
做
家
务
活
（
二
）

ZHUNMAMABIDUYIRIYIE

准妈妈课堂

准妈妈可以从事一般的擦、抹家具和扫地、拖地等劳动，但不可登高、不可上窗台擦玻璃，不要搬抬沉重家具，更不可以让家具压迫着肚子。擦抹家具时，应尽量不弯腰，妊娠晚期更不可弯腰干活儿，拖地板不可用力过猛。冬季打扫卫生时，也应避免直接接触冷水，因身体着凉会导致流产，同时，也不要在庭院干除草之类的活，因长时间蹲着，骨盆充血，也容易造成流产。

胎教指南

据统计，孕早期，准妈妈情绪极度不安，可以引起胎儿畸形；孕晚期，则会增加胎儿胎动次数，影响胎儿身心发育，这样的胎儿出生后容易烦燥不安，哭闹不止，睡眠差、消化功能不好，严重时甚至危及孩子的生命。而且，这类孩子往往发育迟缓，胆小怯弱，生活能力差。因此，孕期保持情绪稳定也是胎教的一个重要内容。

营养链条

如果准妈妈有腰痛、腰酸的症状，可以适当服用一些阿胶。方法是将10克阿胶与适量的白糖加水蒸食，或者服用几天六味地黄丸，方法是每日两次，每次1丸。

特别提示

虽然这个月夫妻可以有性生活，但要记住不要过于激动和剧烈，动作要轻柔，幅度不宜过大，男性生殖器不要插入太深，也不要去刺激乳头。

对活宝宝

准妈妈课堂

孕妇除了妊娠晚期之外，可以洗衣服，但应注意不可用搓板顶着腹部，以免胎儿受压。不宜用洗衣粉。最好使用性质温和的洗衣液，不用冷水而用温水。晾晒衣服时因为是向上伸腰的动作，要肚子用劲，因此要把晾衣绳置低些，以免发生流产。熨衣服时要在高矮适中的台子上进行，尽量坐在椅子上操作。

胎教指南

音乐胎教是为了让孕妇恢复镇静和平静，除听一些乐曲外，孕妇还可以给腹中的宝宝唱一些儿童歌谣，既可以缓解母亲的烦闷不适的心情，也为中后期宝宝的"歌谣胎教"打下基础。

营养链条

【鸭血豆腐汤】

用料：鸭血50克、豆腐100克、香菜、醋、盐、淀粉、胡椒粉适量。

做法：将鸭血切成块，豆腐切丝炖熟，加醋、盐、淀粉、胡椒粉调味，淀粉勾芡，洒上香菜即可食用。

特点：豆腐是补钙最佳食品，鸭血能满足孕妇的钙质的需要。酸辣可口营养丰富，有利于促进钙质的吸收。

特别提示

孕妇不仅要在外出回家时嗽口、洗手，在清晨起床后和夜间入睡前都应养成嗽口、洗手的习惯，这样可以有效预防感冒。此外，每天晚上用热水泡20分钟的脚，可有效消除白天的疲倦感觉。

一周自测表

体重

血压

腰围

腹围

胎动

如何做家务活（三）

ZHUNMAMABIDUYIRIYIE

如何外出购物

准妈妈课堂

大多数女性都喜欢上街购物，一些准妈妈更是不时为宝宝购买一些物品。购物会使准妈妈心胸开阔，感到轻松些。同时，走路等于散步，也是一种很好的锻炼。但要注意选择人不太多的时候去买东西，不宜行走过多，行走速度不宜快，更不要穿高跟鞋。一次购物不宜多，不应超过5千克。若需要的东西多，可以分几次购买。不要在城市人流高峰时间出去挤公共汽车，不宜到人群过于拥挤的市场去，以免肚子被他人的胳膊肘撞击而发生不测。在气候恶劣（寒潮、大风）时不要上街，特别是在流感和其他传染病流行时，更不要到人群密集的地方去。到大商场购物时尽量乘电梯上下，不要爬楼梯。

胎教指南

呼唤胎教又称为母胎对话，是准父母与胎儿的语言沟通，准妈妈可以经常对胎儿讲些日常用语，或有选择有层次地给胎儿吟读一些简易的儿歌。实施呼唤胎教时，准爸爸要积极参与，让胎儿感受到父爱，也让胎儿熟悉爸爸的声音，有利于父子间建立深厚的感情。

营养链条

绿豆是宝，它有很多药用价值，准妈妈有什么不适时，可以选择绿豆进行食疗。

【补锌三豆粥】

将绿豆、黑豆和赤小豆适量加少许米同煮，加糖或盐食用。此粥可以补充锌，有利于胎儿发育。

【绿豆粥】

取绿豆50克，大米60克洗净熬粥，可清热利尿，预防及治疗妊娠水肿。

特别提示

购物时提着兜子长时间步行，不仅感到沉重，而且还担心可能会引起宫缩，孕妇不妨准备一个载物小推车，这样就可以减轻购物中的负担。

准妈妈课堂

准妈妈在怀孕中期可以采用散步、游泳和做体操的方式来锻炼身体。

•散步　这是较安全的锻炼方式，可助消化、促进血液循环。散步要掌握速度，最好控制在4公里/小时，每天不宜过多，一次30分钟即可。在散步时准妈妈要穿一双舒适的平底鞋，这样走起来可以舒服些。

•游泳　由于体重能被水的浮力支撑起来，不易扭伤肌肉和关节，可以很好地得到锻炼，协调全身大部分肌肉，增进耐力。目前，国外一些准妈妈多采用这种方式，取得了很好的效果。

•做体操　可以学习专门为孕妇设计的体操，有目的、有计划地锻炼，有利于日后的分娩和产后恢复。

胎教指南

目前，市场上出售的胎教音乐磁带都附有传声器，孕妇可以把传声器放到腹壁上使声波进入体内。由于胎儿内耳基底膜上面的短纤维非常敏感，耳蜗底部最易遭到破坏，为了预防音乐胎教方法不当给胎儿带来危害，准父母在进行胎教时要注意以下几点：

•降低磁带的噪音或不使用传声器。

•在选购磁带时，要咨询专业人士，以保证质量。

•每次时间不易过长。

营养链条

苹果中富含苹果素，而苹果素有"益智果"与"记忆果"的美称。它不仅富含锌等微量元素，还富含脂质、碳水化合物、多种维生素等营养成分，尤其是细纤维含量高，有利于胎儿大脑皮层边缘部海马区的发育，也有助于胎儿后天的记忆力。所以，准妈妈孕期每天吃1~2个苹果，就可以满足母胎对锌的要求。

【苹果汁】

把苹果切成块放到锅内，加两大杯水，炖5分钟，过滤后，热食或冷食。

适合孕中期的锻炼方式

ZHUNMAMABIDUYIRIYIYE

准妈妈课堂

一些孕前有美容习惯的准妈妈不知孕后还能否进美容院，其实，孕期做美容并非不可以，但为了保证准妈妈和胎儿的健康，要牢记一个原则"安全第一"，做美容时不要长时间保持仰卧的姿势，必须根据自身的情况，与美容师协调好，随时活动一下身体。

专业的美容漂白可能含影响胎儿发育的内分泌制剂，如考的松、雌激素等，一定要杜绝使用。使用电流的护理方式都应减掉，因为即使电流很小也会流遍全身，对胎儿造成影响。

足部反射疗法和压点式按摩必须取消，可以采用舒缓按摩的方式，轻柔的手法同样可以达到良好的效果，还不会产生不良反应。

桑拿属于完全禁止项目，因为超过53°C的高温会影响胎儿发育，造成胎儿畸形，增加孕妇小产的几率。

胎教指南

新鲜的空气中含有大量的负离子，有利于胎儿的大脑发育。因此准妈妈应多到郊外、花园、田野、瀑布、海滨、森林等空气新鲜的地方，既可放松心情，又可补充这种特殊的"空气维生素"。

营养链条

以下食物不能同时进补：

● 甲鱼＋苋菜→中毒；● 鲤鱼＋甘草→中毒；● 螃蟹＋柿子→腹泻；
● 白酒＋柿子→胸闷；● 糖精＋鸡蛋→中毒；● 红糖＋皮蛋→中毒

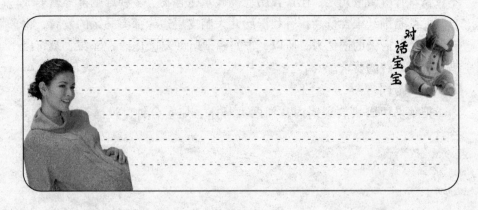

对话宝宝

孕期美容注意事项

ZHUNMAMABIDUYIRIYIYE

准妈妈课堂

准妈妈在产前初验时必须要检验 A、B、O 血型，外籍或少数民族的准妈妈还要加作 Rh 血型检查。这是因为：

检验血型有利于手术及抢救失血性休克时及时进行交叉配血。孕期 40 周，在这段时间内，可能发生各种并发症：早孕时的不完全流产，晚期的前置胎盘及胎盘早期剥离以及分娩后子宫收缩乏力或胎盘剥离异常引起的多量子宫出血，都可使孕、产妇陷入休克状态。及时配血及输血对抢救工作十分重要，分秒必争是获得成功的关键。

此外检验血型还便于及时发现母儿血型不合。O 型血的孕妇，如其配偶为 A 型、B 型：孕妇为 Rh 阴性，而其配偶为阳性者，均可能发生母儿血型不合及新生儿溶血症。及早了解，便可作好孕期中的母儿监测，采取相应的预防措施，在适宜时间终止妊娠，并作好新生儿溶血症的各项监测及处理，减少其危害。

胎教指南

专家指出：胎儿从 4 个月起对光线就非常敏感，科研人员对母亲腹壁直接进行光线照射时，应用 B 超探测观察，可以见到胎儿出现避光反射——背过脸，同时还可以看到胎儿有睁眼，闭眼活动，这就要求准妈妈不要长时间停留在光线变换较强的环境中，这样不利于胎儿的视觉发育。

营养链条

【竹沥粥】

取溃竹沥 30 克，小米 50 ~ 100 克。将小米煮粥，临热时放入竹沥，调匀，空腹食用。此粥有清热解烦，豁痰定惊的功效。对孕后的心惊胆怯、烦闷不安、头晕目眩、胸部潺闷，恶心呕吐有一定治疗作用，还可治疗痰热咳嗽、胸潺喘闷。

特别提示

汗多时，不要马上吹电风扇，此时全身毛孔舒张，冷风会乘虚而入，极易受冷感冒。吹风扇也不要直吹，应用摇头吹，风速宜缓和。

为什么要做 RH 血型检查

ZHUNMAMABIDUYIRIYIYE

准妈妈课堂

准妈妈在孕中期要特别注意口腔卫生，要从以下几方面入手：

• **注意营养**　准妈妈比平时更需要丰富的营养，以确保母体和胎儿的需要，应多吃一些水果、蔬菜、豆制品和其他富含营养的物质，以增强身体的免疫能力。

• **注意牙龈炎**　据统计，妇女妊娠期牙龈炎发病率为50%，而且全口牙龈有炎症，妊娠期牙龈炎一般在怀孕后2～4个月出现，分娩后逐渐消失。有些妇女在妊娠前已有牙龈炎，妊娠期则可使症状加剧。妇女若患有妊娠期牙龈炎应及时到医院进行诊治切不可自行治疗。

• **掌握治疗口腔疾病的适当时期**　妊娠后前3个月容易流产，怀孕3～7个月则是治疗口腔疾病最适当的时期。

• **要经常保持口腔清洁卫生**　要特别注意加强进食后的口腔卫生，要坚持做到早晚刷牙，饭后漱口，并经常使用淡盐水或口腔含漱清洁剂漱口。

• **定期进行口腔健康检查**　通过检查以期达到早发现、早预防、早治疗口腔疾病的目的。

胎教指南

准父母应抽时间做一些智力游戏，这样既可以加强夫妻间的感情，同时还有益于胎儿良好个性特征的发育。

营养链条

【蛋皮炒菠菜】

用料：菠菜300克，鸡蛋2个。花生油、精盐、味精、葱末、姜末适量。

做法：1. 菠菜切成6厘米长的段。鸡蛋磕入碗内，加精盐少许，用筷子搅匀。炒锅置小火上烧热，抹上少许花生油，倒入一半蛋液，摊成一张蛋皮。用同样方法再将另一张蛋皮摊好。然后将两张蛋皮合在一起，切成约6厘米长、0.5厘米宽的丝备用。

2. 炒锅置旺火上，放入花生油烧热，下葱末、姜末炝锅，放菠菜，加精盐、味精，翻炒至熟，再放入蛋皮丝，用手勺拌匀，盛入盘内即成。

特点：此菜黄绿相映，咸鲜适口，含有丰富的优质蛋白质、矿物质、维生素等多种营养素，孕妇常食可预防贫血病的发生。

相 关 链 接

容易出现宫缩的四种情况：

- 长时间保持一种姿势，如：站立、坐立、烹调、扫除、运动中。
- 过度劳累，如：因工作、家务过劳时，拾重物时等。
- 活动过度，如：长时间行走，外出，上下楼梯，运动等。
- 着凉，如：气候寒冷时，穿着少时，夜间上卫生间时。

特 别 提 示

进入孕中期，由于准妈妈早孕反应基本消失，食欲增加，每餐的摄食量也会相应地增加，但随着妊娠进展，子宫进入腹腔后会挤压胃，餐后易出现胃部胀满感。因此，准妈妈要减少每餐的摄入量，做到以舒适为度，为避免饥饿，可以增加餐数，每日可进餐 4~5 次。

对话宝宝

孕中期要注意口腔卫生

ZHUNMAMABIDUYIRIYIYE

如何预防胎儿失聪

准妈妈课堂

胎儿耳朵发育从受孕后不久就开始了，如果准妈妈日常生活中不懂得如何保护胎儿的听力，就会给胎儿造成损害，引起胎儿失聪。所以，要预防胎儿失聪，在妊娠期必须注意下列问题：

● 合理用药　各种毒性药物都可通过母体进入胎儿，影响内耳发育。要避免用抗生素及抗疟药奎宁、氯喹及乙胺嘧啶、解热镇痛药等药物。

● 避免感染　病原微生物会通过胎盘影响内耳发育。因此要避免接触传染病患者以防传染，要注意加强营养和室外活动，以提高母体的抵抗力。

● 注意各种疹治　妊娠的 10 个月内，不要做 X 线透视与摄片，不使用同位素诊断和治疗疾病，更不能在妊娠期间做大剂量的放射治疗。

● 避免烟酒刺激　酒精和烟的不良成分会通过胎盘作用于胎儿，导致胎儿发育异常或神经功能紊乱。

● 积极预防地方病　一些地方病如呆小病，会导致胎儿出现中耳与内耳发育畸形以及中枢神经系统发育障碍而造成耳聋。

● 保证孕期健康　孕期如患糖尿病等病，会造成胎儿内耳出血，严重的妊娠呕吐、先兆流产及全身性的大手术，都会对胎儿的听力有影响。

营养链条

【牛奶大米饭】

用料： 大米 500 克、牛奶 500 毫升。

做法： 将大米淘洗干净，放入锅内，加牛奶和适量清水盖上锅盖，用小火慢慢焖熟即成。

特点： 牛奶有补虚养身、生津润肠等功效，有利于母体健康和胎儿的发育。

特别提示

随着妊娠进展与胎儿变大，孕妇负担加重，同时妊娠期间子宫比平时敏感，微弱的刺激就会引起腹部发硬，腹部发硬时孕妇可以平躺床上，休息一会儿就可消失。

准妈妈课堂

　　准妈妈在孕期都要定期测量血压，这是因为妊娠期常见的并发症之一是妊高症。主要表现有高血压、水肿及蛋白尿。前二者常先出现，严重时发生头晕、眼花、头痛、抽搐或昏迷，危及母儿生命。要减少其危害性，就需尽量及早发现加以治疗，而通过定期产前检查测量血压是一有效方法。一般在相隔 6 小时以上，有两次血压≥17.3/12 千帕（130/90 毫米汞柱）或较早孕的基础血压升高 4/2 千帕（30/15 毫米汞柱），伴有不同程度水肿时，就应视为早期妊高症，需尽快治疗。为了测量得准确，要求孕妇到医院后静坐半小时再测量，以免受途中劳累、挤车等因素干扰。测前脱下紧袖衣服，每次均同测上肢血压。

营养链条

　　【墨鱼花生排骨汤】

　　用料：花生 50 克，红枣 5 粒（去核），墨鱼 1 只（约 200 克），排骨 200 克，清水 1000 克，盐、味精适量。

　　做法：1. 墨鱼放入汤煲内煮 5 分钟，取出洗净；花生、红枣洗净。

　　2. 全部材料放入汤煲内，加入清水 1000 克，文火煮 2 小时，用盐、味精调味既成。

　　特点：润肤养颜，营养丰富，可增加蛋白质。

相关链接

电脑的辐射量：

- 键盘 1000 伏/米
- 屏幕 218 伏/米
- 鼠标 450 伏/米
- 主机 170 伏/米

特别提示

　　产前检查时的情绪紧张，也可导致血压升高，孕妇应在放松后接受检查。

一周自测表

- 体重
- 血压
- 腰围
- 腹围
- 胎动

准妈妈课堂

准妈妈每次到医院做产前随诊时都要测量体重，这主要是通过产前定期测量体重，了解体重的增加是否符合规律。正常情况下，准妈妈整个孕期体重约增加 12 公斤，前半期增加 4 公斤，后半期增加 8 公斤。若体重增加缓慢，要注意胎儿宫内发育是否迟缓或母体营养是否不良；超过限度的增重，则应考虑是否会出现水肿（包括隐性水肿）、羊水量多、巨大胎儿或孕妇体胖等情况。

胎教指南

有人把胎教看得很深奥，实则不然，胎教其实很简单，可以信手拈来。对于胎儿来说，母亲唱的歌是最好听的歌，浓浓的母爱是最好的胎教。胎教应是轻松的、愉快的，是基于母爱基础上的感情交流。不要给自己增加压力，为了胎教而胎教。

营养链条

【柿椒炒嫩玉米】

用料：嫩玉米粒 300 克，红绿柿椒 50 克。花生油、精盐、白糖、味精适量。

做法：1. 红绿柿椒切成小丁。

2. 炒锅上火，放入花生油，烧至七八成热，下玉米粒和盐，炒 2 ~ 3 分钟，加清水少许，再炒 2 ~ 3 分钟，放入柿椒丁翻炒片刻，再加白糖、味精翻炒均匀，盛入盘内即可。

特点：嫩玉米香甜可口，佐以柿椒，色泽美观，诱人食欲。夏秋两季，均可食用。维生素 C 和粗纤维极为丰富，适宜孕妇妊娠期便秘时食用，效果极佳。

特别提示

测量体重时应脱掉鞋子，只着单衣裤，最好事先排空小便，只有真实的体重相互比较才有意义。

定期测体重

ZHUNMAMABIDUYIRIYIYE

准妈妈课堂

测量宫高及腹围看子宫大小，只能间接了解胎儿发育的情况。B超检查可以直接而全面地观察胎儿、胎儿附属物及其周围环境，是监测妊娠的简便、可靠而又无创的方法。

B超有助于发现多种妊娠与分娩的高危因素，已成为现代产科的一项重要产前监测手段，凡有条件者均应定期进行。迄今为止，国内外的研究资料表明，当今用于临床诊断的超声剂量对胎儿及孕妇均无不良影响，因此不必过分担心。

营养链条

孕妇的主食是热能的重要来源，为了满足中期热能的需要，又不至于长胖，在主食品种上要多样化，如大米、面粉、小米、玉米、薯类，粗、细粮搭配食用。但为了防止脂肪囤积，膳食上要以副食为主，主食摄入量保持孕前用量就可以了。

相关链接

孕妇最佳食品为：麦片、酸奶、鸡蛋、瘦肉、饼干、豆制品、绿叶蔬菜、一些坚果等。

对话宝宝

准确了解胎儿宫内发育情况

ZHUNMAMABIDUYIRIYIYE

不要过多进行「日光浴」

ZHUNMAMABIDUYIRIYIE

准妈妈课堂

准妈妈多晒太阳，能促使皮肤在日光紫外线的照射下制造维生素 D，进而促进钙质吸收和骨骼生长。

但是，一定强度的日光却会使准妈妈的皮肤受到紫外线的伤害，发生日光性皮炎，尤其是初夏季节，人们的皮肤尚无足量黑色素起保护作用时更容易发生。此外，日光对血管的作用，还会加重孕妇的静脉曲张。

所以，孕妇外出活动应尽量避开强烈的日光，有计划地进行"日光浴"，以免受到损害。

营养链条

【红枣黑豆炖鲤鱼】

用料：鲤鱼1条（约500克），红枣10粒（去核），黑豆20克。

做法：鲤鱼宰净，去肠脏；黑豆放锅中炒至豆壳裂开，洗净；红枣洗净。全部用料放入炖盅加适量开水，盖好，隔水炖3小时即可食用。

特点：能有效治疗心脏衰弱、妊娠手足发肿。

相关链接

孕妇脸上长蝴蝶斑不要急于使用去斑霜等护肤品，可做些按摩，以加快血液循环，滋养皮肤。面部按摩的步骤：先洗脸，将水擦干，然后用中指和无名指从脸的中线向外螺旋式揉搓，最后用热毛巾敷一下。

对宝宝说话

准妈妈课堂

准妈妈的口腔常常出现个别牙或全口牙的牙龈充血、水肿以及牙龈乳头明显增生，这时拔牙很容易引起出血。另外，妊娠期对各种刺激的敏感性增加，即使轻微的不良刺激也有可能导致流产或早产。大量的临床资料表明，在妊娠最初的 2 个月内拔牙可能会引起流产；妊娠 8 个月以后拔牙可能会引起早产；有习惯性流产、早产的孕妇更忌拔牙。

对于妊娠期间必须拔牙的孕妇，拔牙时间要选择在妊娠 3 个月到 7 个月之间，并要在拔牙前做好充分的准备工作，要保证患者有足够的睡眠，避免精神紧张。可在医生指导下使用麻醉剂以防止因疼痛而反射性引起子宫收缩导致流产。

胎教指南

目前，实施音乐胎教的方法有传声器法、教唱法、哼唱法三种。传声器法即以胎教传声器为胎儿播放音乐。教唱法是孕妇轻轻哼唱歌曲，使胎儿感知母亲的优美歌声，以达到"母子共鸣"的效果。

实施音乐胎教时，孕妇应心情舒畅、精神集中，心中充满着对胎儿的爱恋之情，才能使胎儿在亲切、安详的环境中接受熏陶。

营养链条

孕妇要忌喝茶太多、太浓，特别是浓红茶，其中所含的咖啡因具有兴奋作用，服用过量会刺激胎动增加，对胎儿造成危害，影响胎儿的生长发育。此外茶叶中所含的鞣酸，还会影响孕妇对铁的吸收，造成孕妇贫血。

相关链接

茶叶中含有 2%～5% 的咖啡因，每 500 毫升浓茶水大约含有咖啡因 0.06 毫克，孕妇若每天喝 5 杯浓茶，就相当于服用 0.3～0.35 毫克的咖啡因，会使新生儿体重减轻。

孕期拔牙要慎重

ZHUNMAMABIDUYIRIYIYE

准妈妈课堂

适当化妆可使女人漂亮，更富魅力，但孕妇化妆要格外注意，不要因为化妆不当而影响胎儿的发育。

在怀孕期间，由于孕妇身体内分泌改变，黑色素沉淀增加，易出现雀斑，为了掩饰雀斑，有时孕妇化妆过浓。事实上，自怀孕第5个月起，孕妇的皮肤会变得干燥或粗糙，适当的皮肤保养是应该的。但孕妇化妆应以淡为好，孕妇皮肤比较敏感，使用过多化妆品，会刺激皮肤，引起过敏。可选用安全性强、品质优良的化妆品，如不含酒精、合成香料和色素量少的产品以及自己已习惯的产品，并且最好使用同一品牌；而高科技生化产品、祛痘、祛斑的特殊保养品，过期的和别人的化妆品，含激素及磨砂类产品都尽量不要使用。防晒品指数不要太高，更不要用口红等被认为对胎儿有影响的化妆品。

胎教指南

准妈妈应从怀孕3~4个月开始同宝宝对话，每次时间不易过长，对话内容不限，可以问候，可以聊天，可以讲故事，以简单、轻松、明确为原则。如早晨起床前可以轻抚腹部，说声"早上好，宝宝"。打开窗户告诉胎儿"哦，天气真好!"就寝前，爸爸也可以同宝宝聊几句，最好每次都用相同的话开头或结尾，这样循环往复，不断强化，效果比较好。

营养链条

【火爆腰花】

用料：猪肾250克，水发玉兰片、木耳各20克，葱段、姜片、蒜片、泡辣椒、盐、胡椒粉、黄酒、酱油、淀粉、猪油各适量。

做法：1. 将猪肾剖开去腰膜，洗净，先斜刀剖上刀花，再横刀立切，每隔三刀切断，成凤尾条，加盐、黄酒、淀粉拌匀。玉兰片切成薄片。将酱油、胡椒粉、淀粉和少许水调成芡汁。

2. 锅内放油烧热，放入腰花炒散，加入葱、姜、蒜、泡辣椒丝、木耳、玉兰片翻炒一会儿，倒入芡汁，翻炒熟即成。

特点：补肾壮体，适合肾虚弱孕妇食用。

孕期的化妆

ZHUNMAMABIDUYIRIYIYE

准妈妈课堂

有的准妈妈孕前就有涂指甲的习惯，孕后也不忍放弃，但为了孕育一个健康的胎儿您还是暂时"割爱"吧。

因为指甲油中含有一种名叫酞酸酯的物质。这种酞酸酯若长期被人体吸收，不但对人的健康十分有害，而且最容易引起孕妇流产及产出畸形儿。所以孕期或哺乳的妇女应避免使用标有"酞酸酯"字样的化妆品，以防酞酸酯引起流产或婴儿畸形。尽管酞酸酯是母亲涂的，受害的却是腹中的孩子，尤其是男孩。

另外，这种有害物质还会危害婴儿腰以下的器官，引起生殖器畸形。如果母亲哺乳期间使用含这种物质的化妆品，孩子长大后，极有可能患不孕症或阳痿，这是酞酸酯阻碍雄激素发挥作用造成的恶果。

胎教指南

同宝宝对话的次数可以随着妊娠的进展而增加，对话内容可以围绕父母生活的内容，依次教给胎儿周围的每一种新鲜事物，把所看到的、所感受到的东西对胎儿仔细说明，把美好的感觉反复传授给胎儿。

营养链条

鱼类中富含人脑细胞发育所需要的DHA，因此孕妇从妊娠第一天起就应把吃鱼列入到饮食计划中，每周至少要吃3~5次鱼，一次不少于250克，这样胎儿就可以获得大量的DHA，促进脑细胞的增殖和发育。如果母体对DHA摄入量不够，就会影响胎儿大脑发育，甚至造成终生无法弥补的后果。

特别提示

明天是孕期四个月的最后一天，应到医院去做产前随诊，不要忘记带上你的产检卡和健康档案。另外，只有充分了解怀孕和生产的各项知识，才能保证胎儿的正常发育，有助于母亲顺利生产，因此，不要忘了向医生索要相关资料。

此外，今天可以把明天去医院要向医生咨询的问题写到纸上，以免到医院检查时遗漏。

不要涂指甲

满四个月时的胎儿

ZHUNMAMABIDUYIRIYIYE

准妈妈课堂

今天胎宝宝已经满4个月了，这时的胎儿体重约150克，身长约15厘米。胎儿已能在子宫内活动，躯干的长速胜过头部。此时的准妈妈子宫如小孩头部大小，已能从外表看出"大肚子"的孕相，会出现疲倦、便秘、烧心、消化不良、胀气、浮肿、继续乳房膨涨，偶尔会出现头痛、头晕、鼻塞，偶尔流鼻血、耳塞、牙龈出血、食欲增强、脚和足踝浮肿、腿部静脉曲张和痔疮，有稍许的白带。

营养链条

【鲜奶炖鸡】

用料： 鲜鸡半只（重约450克），红枣5～6粒，鲜奶约2杯（煮至微滚），姜2片，盐少许。

做法： 1. 将鲜鸡洗净去皮，过水后斩大件，浸软红枣，去核洗净，待用。

2. 把鲜鸡、红枣及姜片一同放入炖盅内，注入滚鲜奶至八成满，大火隔水炖约1.5～2小时，取出，加入调味料，即可趁热饮用。

特点： 营养丰富，肥而不腻。孕妇若常饮此汤，婴孩必定肥肥白白。

相关链接

冬天是各种病毒性疾病的高发季节，由于孕妇的身体特殊，抗病能力低下，有一定的易感性。一般情况下，孕妇在冬季病毒感染次数越多，症状越重，病程越长，对胎儿的不良影响就越大。据医学研究证明：冬天孕妇畸形儿的发病率居四季之首。

特别提示

去医院检查可提早些出门，避开上下班高峰，以免人多发生碰撞。

一周自测表

体重_____

血压_____

腰围_____

腹围_____

胎动_____

本月要记

第五个月：

·注意贫血，宜每日多吃含铁丰富的肝脏、蛋黄和贝类

·如牙齿有病，可在安定期治疗，如拔牙应征求产科医生意见

·开始矫正或锻炼乳头，为哺乳作准备

·双胞胎孕妇或孕妇腹部肌肉松弛者，可使用腹带保护胎儿，以免受震动

·开始直接进行胎教，可进行音乐胎教、对话胎教和抚摩胎教

·避免繁重工作，避免过热

·注意定期产前检查，本月产前检查一次

准妈妈课堂

这时的准妈妈下腹部膨隆，时常有心慌、气短的感觉，有时还会发生便秘，血红蛋白下降，宫底高度已平脐。孕妇身体的新陈代谢加快，汗腺分泌增多，很易出汗。随着早孕反应的消失，孕妇开始增加食欲，食量大增，体重逐渐增加，平均每周增加350克左右，不超过500克，直到足月，整个孕期体重约增加10～20公斤。

营养链条

薏苡仁是人们熟悉又常食用的食品和中药，其味甘淡，性微寒，有健脾胃、利水渗湿、清热排浓之功。然而薏苡仁的根，却有堕胎之用，所以准妈妈还是不要食用为好。

贴化验单处

妊娠四个月的准妈妈

ZHUNMAMABIDUYIRIYIYE

准妈妈课堂

孕期检查为什么要量宫高和腹围

随着胎儿生长发育，妊娠子宫逐月增大。子宫的大小，对判断妊娠月份或估计胎儿大小有一定的参考价值。

宫高是指耻骨联合上缘至子宫底最高点的距离，代表子宫长径，脐水平的腹围代表子宫横径及前后径，综合三个径线能较为准确地反映子宫大小，是估计孕月及胎儿发育的简便而又较为可靠的方法。一般自第5个孕月开始进行此项检查，定期测量，分别绘出宫高及腹围曲线，构成妊娠图的重要组成部分，与正常曲线对照，可协助发现胎儿宫内发育迟缓、羊水过多或巨大儿等异常情况。

胎教指南

宫内的胎儿对世界尚无认识，也听不懂父母亲对他谈话的内容，他只感觉到声音的波长与频率，他不只是用耳朵来听，同时用大脑来感觉，接受母体的感情。所以准妈妈在同宝宝对话时精神要放松，精力要集中，声音要柔和，呼吸应顺畅，把腹中的胎儿变成一个面对着你的活生生的宝宝，娓娓而谈，这样才能达到与胎宝宝的心灵相通，收到预期的效果，经常做能在胎儿大脑中形成反射，促进大脑的发育，提高宝宝的智力。

营养链条

【酸甜猪肝】

用料：猪肝250克，菠萝肉75克，水发木耳30克。香油、白糖、醋、酱油、水淀粉、葱段适量，植物油500克（约耗50克）。

做法：1. 将猪肝、菠萝肉分别切成小片。木耳择洗干净撕成小片。将猪肝、加酱油、水淀粉拌匀上浆。

2. 锅内放油上火，烧至六成热，下猪肝滑熟，捞出沥油。

3. 原锅内放入葱段、木耳、菠萝肉略炒几下，加入醋、白糖，沸后用水淀粉勾芡，倒入猪肝翻炒均匀，淋香油，盛入盘内即成。

特点：含有优质蛋白质和多种维生素，孕妇多食可预防贫血。

准妈妈课堂

1. 子宫增长高度测量法　测量时孕妇应将尿排净，仰卧躺下，用皮卷尺紧贴腹壁测量（耻骨联合于阴阜上端坚硬处）。

2. 腹围测量法　自怀孕17周起，每次绕肚脐一周测量，以厘米计算。如最大腹围不在脐周水平时，则取最大值。怀孕17周至足月，平均腹围增长21厘米，每周增长为0.8厘米。孕20～24周增长最快，在孕34周以后增长速度明显减慢。

营养链条

准妈妈在吃水果时不要吃木瓜，研究表明，木瓜中含女性荷尔蒙，容易干扰孕妇体内的荷尔蒙变化，尤其是青木瓜更应完全戒除，因为它不但对胎儿的稳定度有害，还有可能导致流产。

特别提示

孕妇应有效利用候诊时间。候诊时，可以浏览一下医院的通知栏，那上面有许多有用的信息，如准妈妈学习班的通知、医生休假、妊娠期注意事项等。还可以同其他孕妇交谈，向已为人母者了解本院新生儿科的情况。

对话宝宝

宫高与腹围的测量方法

ZHUNMAMABIDUYIRIYIYE

孕中期的性生活

准妈妈课堂

有些孕妇感到怀孕反而增强了性欲，特别是孕中期，这主要是因为性激素大量增加所致，这时性生活可取用肩并肩或侧身位，但要注意动作不易粗暴，用力。因为妊娠中期，子宫体逐渐增大，羊膜里的羊水量也日渐增多，张力也随之加大，如果性交的次数过多，或男方的动作粗暴，就有可能导致胎膜破裂，羊水流出。胎膜破裂后，易导致晚期流产及宫内感染。此时如胎儿娩出，因未成熟，是不能成活的。因此妊娠中期性交也应节制，而且不宜粗暴。

营养链条

【萝卜鲫鱼】

用料：活鲫鱼1尾，白萝卜丝100克。绍酒、精盐、味精、葱结、姜末、米醋、姜片、油、肉清汤各适量。

做法：1. 鲫鱼放入开水中烫一下，立即捞出。萝卜丝入开水锅中焯一下，捞出，用冷水冲洗萝卜丝。

2. 锅内放油烧热，放葱丝、姜片煸炒出香味，再放入鲫鱼煎黄，然后加入绍酒、清水烧开，撇去浮沫，加入肉清汤、萝卜丝，用旺火烧8分钟，加入精盐、味精即可食用。

特点：汤汁鲜美，鱼肉清香，营养丰富。

相关链接

八角、茴香、花椒、胡椒、桂皮、五香粉、辣椒等热性香料其性大热并具有刺激性，准妈妈食用后很容易消耗水分，使胃肠腺分泌减少，造成肠道干燥，便秘，在食物中尽管少放这些香料。

特别提示

• 为了生产时能够轻松，孕妇这时就应开始做些孕妇体操，但应量力而行，千万不要过分勉强。

• 此时应准备一些加大、宽松的衣裤，以用于下月肚子大时穿着。

准妈妈课堂

这时胎儿全身被细毛覆盖，头发盖满头皮，眉毛、指甲也已长齐，头比重减小。宝宝已出现的器官在不断增大，日趋成熟，以后不会再有新的器官出现，胎儿的大小同胎盘大小相当，但很快会比胎盘大。

出现胎动早的孕妇已能感觉到胎动。大多数的孕妇是在孕 20～22 周时才感觉到胎动的。

胎教指南

5 个月的胎儿能听到强烈的声音，如母亲的心音，说话声音，街上的喧哗、音乐等。因此，准妈妈要避免尖锐、振动较大的声响刺激胎儿。

营养链条

一些喜欢吃辣味的准妈妈心有余悸，担心对胎儿有影响，其实，吃辣椒对母亲并没有影响。辣椒中含有麻木神经的物质，会对宝宝的神经造成影响，所以准妈妈在吃辣椒时要注意不要吃到口腔发麻，适量食用即可。

特别提示

早孕反应消失后孕妇要尽可能养成良好的作息习惯，每天按时起床、睡觉。中午要保证一个小时的睡眠，早晨和晚上最好有一个小时的户外活动时间，散散步、做做操。这样宝宝出生后生活也会有规律的。

对话宝宝

胎儿器官全部形成

ZHUNMAMABIDUYIRIYIYE

户外运动要注意

准妈妈课堂

进入孕中期，胎盘已在子宫里形成，流产的可能性大大减少，这时准妈妈的身体还不很笨拙，可以多到户外运动，但运动时要注意：

1. 要循序渐进。要一点一点增加运动量，运动以每天1次，每次半小时为宜。

2. 每周应至少3次。

3. 活动之前要多喝些水，衣着要宽松，尽量穿运动服、运动鞋。

4. 要加强腿部和腹部的锻炼，以增强腿部和腹部力量。

胎教指南

目前胎教音乐分两种：一种是供准妈妈欣赏的，以宁静为原则，既使人感动，又能使人产生美好的遐想，通过准妈妈的神经系统传递给胎儿。一种是给胎儿听的，它以活泼的乐声来激发胎儿对声波的良好反应，有利于促进胎儿身心的健康发育。

营养链条

【当归补血茶】

用料：当归10克、热地10克、大枣30克。

做法：将上述材料放锅内加水煎煮，取汁。每日1剂，随意饮用。

特点：补血、养血。适用于孕中期阴血亏虚所致身体虚弱，面色姜黄等症。

相关链接

伸直背部，以较平时稍快的速度行走。摆开双臂，步伐也会加大，自然就快起来。但也不要勉强，边行走边观赏四周景物是持续行走的秘诀。

特别提示

有先兆流产，阴道出血，腿脚抽筋，气短情况的孕妇要慎重运动，听从医生的建议。

准妈妈课堂

　　"生命在于运动"，这对胎儿来说同样适用。可以说，运动是胎儿生长发育的必由之路。早在妊娠第7周，胎儿就开始了自主运动，从眨眼、吞咽、咂手、握拳到抬手、蹬腿、转体、翻筋斗，胎儿都无所不能。胎儿的骨骼、肌肉以及全身各器官都在运动中得到锻炼和发展，他在运动中日益强大。于是，到了妊娠第18周左右，母亲就能明显地感觉到来自腹内的胎动。

胎 教 指 南

　　孕中期是胎教开始按计划实施的重要时期。可以采用更丰富多样的胎教方法，除早期的音乐胎教和呼唤胎教外，还可以采用抚摸胎教、运动胎教、语言胎教等，准父母可以摸索宝宝的喜好，从中得到乐趣。

营 养 链 条

【橙味酸奶】

　　用料：橙子一个，低脂原味酸奶1瓶。

　　做法：将橙子洗净，去皮，去子，橙子肉剁成泥状；将酸奶倒入杯中，加入橙肉，搅拌均匀即可。

　　特点：水果与低脂酸奶食品，能提供人体丰富的蛋白质和维生素。

一 周 自 测 表

体重

血压

腰围

腹围

胎动

对话宝宝

胎儿的运动

ZHUNMAMABIDUYIRIYIYE

生活要有规律

准妈妈课堂

准妈妈生活要有规律，不要熬夜，因为生活作息正常，有利于全身各器官和系统的衡定状态，为胎儿提供一个有利的生长环境。经常熬夜会影响孕妇本身的生理和心理健康，不利于胎儿的成长。另外，怀孕期间，子宫越来越大，会逐渐压迫下腔静脉，使下半身静脉回流不佳，容易造成下肢或会阴部静脉曲张和痔疮。

胎教指南

胎教是通过外界刺激，促使胎儿接受更多的优良信息，使胎儿健康发育。所有对胎儿有益的事都可归为胎教范畴，使用什么方法胎教都要掌握一个前提：不要刻意去刺激胎儿，这样会把胎儿弄得很疲惫，同时也破坏了胎儿生长环境。

营养链条

【山楂姜糖茶】

用料：焦山楂 12 克，生姜 3 克，红糖 30 克。

做法：将山楂、生姜片洗净待用，将上述材料加红糖一起放入沸水中，文火煮 30 分钟即可饮用。

特点：养血、活血、化瘀止痛。适用于孕期中的腹痛治疗。

相关链接

摇滚乐、交响乐、打击乐等类型音乐对孕妇是不适宜的，这类音乐音量大，节奏相对激烈，声音刺耳，会使胎儿躁动不安，引起神经与消化系统不良反应，并可使母体分泌一些有害物质，危及孕妇和胎儿。

特别提示

由于怀孕的时间各不相同，准妈妈一定要根据自己怀孕的月份和季节情况来调整自己的饮食，随时更换食谱。

准妈妈课堂

妇科医生对于常使用的药物能否给孕妇服用，非常清楚。孕妇如果生病，除了已知和正在治疗中的疾病外，可先到妇产科作初步检诊，根据妇产科医生意见，有必要时再转诊到其他科室作继续诊断和治疗。

若是感冒、尿道炎、膀胱炎或不明原因的下腹部疼痛，可到妇产科检查；气喘胸闷就到胸内科检查；胃逆流、胃痛或上腹疼应到肠胃科检查；外伤到外科；皮肤严重起疹，剧痒到皮肤科检查；牙痛到口腔科。

胎教指南

孕中期进行音乐胎教方法：

- 挑选自己喜欢的乐曲，最好是轻音乐。
- 音量适中，与音箱保持距离，最好是一次听 1~2 首，不要听太多、太杂。
- 孕妇取半卧姿态，最好坐在沙发或躺椅上，不要长时间取卧位，以免日益增大的子宫压迫下腔静脉，导致胎儿缺氧。
- 每日 2~3 次，每次 5~10 分钟。

营养链条

【鹿角末豆豉汤】

用料：豆豉、鹿角末。

做法：以水 200 毫升煮豆豉，取汁约一半，加入鹿角末搅匀。分两次服。

特点：益肾安胎，适用于肾虚之胎动不安、胎漏。

特别提示

寒冷刺激有诱发流产的危险，所以孕妇在淘米、洗菜时，尽量不要将手直接浸入冷水中，尤其在冬春季更应注意。

孕妇患病怎么办

ZHUNMAMABIDUYIRIYIE

准妈妈课堂

如果你是近亲结婚，35 岁以上高龄孕妇，有分娩过染色体病患儿或多次自然流产等情况之一的特殊的准妈妈，需要做一次产前诊断，这次检查多在孕 15～18 周进行，主要方法有 B 超，母体体液检查，羊膜穿刺术，目的是确定胎儿是否存在先天缺陷。

正常情况下，B 超检查可以看到胎儿的躯体、头部、胎心跳动、胎盘、羊水和脐带等。可检测胎儿是否存活，是否为多胎，甚至还能鉴定胎儿是否畸形（如无脑儿、脑积水、肾积水、多囊肾、短肢畸形、联体畸形、先天性心脏病等）。

胎教指南

●催眠胎教音乐　可选用轻盈、灵巧、美妙舒缓，能让孕妇产生安详柔和情绪的音乐，如《二泉映月》、《渔舟唱晚》、《仲夏夜之梦》等。

●镇静、安神胎教音乐　可选用旋律优美、柔和平缓、带有诗情画意的意乐，如《春江花月夜》。

●消除疲劳胎教音乐　可选用清丽柔美，抒情明朗，能让孕妇消除疲乏，松弛身心的音乐，如《锦上添花》、《水上音乐》等。

营养链条

【桂圆茶】

用料：桂圆肉、枣仁（炒）各 10 克，芡实 12 克。

做法：将以上材料同煎成汁，不拘时，随意饮用。

特点：此茶饮养血安神，盖肾固精，适用于孕中期心血虚，虚火内扰，不能下济肾阴，以至出现心悸、失眠、健忘、神倦等症。

特别提示

在选购胎教音乐时，不要只是听音乐是否好听，而要看它是否经过了医学、声学的测试。只有完全符合听觉生理要求的胎教音乐，才能真正起到开发智力，促进健康的作用。

准妈妈课堂

羊膜穿刺术是借助超声波扫描仪找到子宫内液体囊袋的安全位置，然后用一支长针刺入腹内，通过子宫壁进入羊膜，抽出 20～25 毫升的羊水来化验。因为羊水中含有胎儿的细胞和分泌物，能提供大量有关胎儿的信息。

羊膜穿刺检查的准确性高达 99%，但不是常规检查。医生一般只建议 36 岁或以上的孕妇抽取羊水化验，以了解胎儿的染色体组合是否正常，从而确定胎儿是否患唐氏综合症。这种检查还用来检测某些先天性代谢疾患和脊髓疾患，也可测定胎儿性别。

做羊膜穿刺检查，稍有些危险，并发症有出血、羊水外渗、子宫痉挛和流产。

胎教指南

语言胎教实施方法：

● 可选择一些讲故事的录音带给宝宝放。磁带选择词汇简洁、生动、形象的小故事、儿歌、民谣等。

● 可自编小故事给胎儿讲，内容要简单，句子要短。

● 讲故事的声音要轻柔、和缓、吐字要清晰，要充满爱意。

语言胎教每日可进行 1～2 次，每次 10 分钟左右，尽量在胎儿醒着时进行（有胎动时）。

营养链条

【蚕豆炖猪排骨】

用料：蚕豆 250 克，猪排骨 500 克，盐、味精适量。

做法：1. 将蚕豆用温水泡发，猪排骨洗净剁成小块。

2. 将蚕豆、排骨放入锅内，加适量水烧开，改文火炖至骨酥肉烂、豆熟时加盐、味精调味，趁热分 2 次食用。

特点：强筋健骨，养血益智，可促进胎儿骨骼和大脑发育。

羊膜穿刺检查

准妈妈课堂

有的孕妇恰巧有亲戚或朋友的红白喜事，不知自己去是否合适。从医学角度讲，喜庆的场面，容易影响人的情绪，尤其是孕妇对于胎教的养成，最重要的是保持心情愉快，让胎儿在稳定的状态下成长，丧礼的场合难免不被哀伤的情绪所感染而情绪低落。另外，婚丧喜庆的场合，往往都在户外举行，需要长时间的站立，夏天气温高，容易中暑，受病菌感染，冬天容易感染风寒。因此，孕妇还是多休息，人多且杂的婚丧场面还是尽量不要去为好。

营养链条

【人参茶】

白人参8克煎汁，连煎3次，过滤后加入适量开水后即可。代茶饮，每日1剂。

此茶饮大补元气，补脾益肺，生津固脱，安神益智。

注意：不可与茶叶、萝卜同食。阴虚火旺者忌服。

特别提示

每个孕妇感觉到胎动的时间不一样，但无论什么时候感觉到的，一定要认真记录下来，同时记录下感到胎动时的腹围、血压和体重情况。

能否参加红白喜事

准妈妈课堂

　　唐氏综合症产前筛查是用一种比较经济、简便、对胎儿无损伤性的检测方法，其目的是在孕妇中查找出怀有先天愚型胎儿高危个体。先天愚型的发病率为1/1000（新生儿），是严重先天智力障碍的主要原因之一，正常夫妇亦有生育先天愚型患儿的可能，并且随着母亲年龄的增高其发病率亦增高。

　　每位准妈妈在孕14～20周之间都应进行检查，阴性报告只表明胎儿发生该种先天异常的机会很低，并不能完全排除这种异常。产前筛查结果以风险率表示，＞1/270为筛查阳性，则需进一步作羊水检查。

胎教指南

　　运动胎教的实施方法：孕妇仰卧，全身放松，先用手在腹部来回抚摸，然后用手指轻按腹部的不同部位，同时观察胎儿有什么反应。

　　开始的时候动作要轻柔，时间要短些，几个星期后，胎儿逐渐适应了，做出了积极反应再逐渐加大点运动量，每次以5分钟为宜。

营养链条

　　传统饮食习惯认为，肝脏营养丰富，特别是含有丰富的维生素A，所以提倡孕妇多吃肝脏。但现代科学研究发现，孕妇吃肝脏容易引起胎儿维生素A中毒，对胎儿的发育危害很大，甚至会致畸。

相关链接

　　目前，很多国家都有维生素A服用的安全量，我国规定孕妇服用的安全量是每日小于6000国际单位。药厂生产的维生素A胶丸剂，每丸含5000国际单位。孕妇服用易超量，要慎重。

特别提示

　　有一种妊娠腰痛必须引起重视，它的主要表现是伴右下腹部疼痛，并向右大腿放射，同时伴有尿频、尿急等尿路感染症状，常被怀疑为尿路结石，实际上这是一种称为"卵巢静脉综合症"的妊娠期并发症。一旦发生此并发症，应及早去医院诊治。

唐氏综合症产前筛查

ZHUNMAMABIDUYIRIYIYE

孕期做B超几次为宜　ZHUNMAMABIDUYIRIYIE

准妈妈课堂

正常情况下，准妈妈整个孕期应做 3 次 B 超，第一次是在孕 18～20 周，此时可确定怀的是单胎还是多胎，并可测量胎儿头围等。因为这一阶段胎儿 B 超多项指标误差较小，便于核对孕龄。第二次是在孕 28～30 周。此时做 B 超的目的是了解胎儿发育情况，是否有体表畸形，还能对胎儿的位置及羊水量有进一步的了解。第三次是在孕 37～38 周，此时做 B 超检查的目的是确定胎位、胎儿大小、胎盘成熟程度、有无脐带缠颈等，进行临产前的最后评估。

胎教指南

胎教并不是准妈妈一个人的任务，准爸爸也责无旁贷，无论是抚摸胎教还是运动胎教，准爸爸都要积极参与。准爸爸可以用手贴着妻子的腹部，细细抚摸，抚摸的同时，应轻轻呼唤宝宝的名字，同宝宝搭话。

营养链条

美国专家推荐孕早期不增加热能，孕中期、孕晚期每天增加 300 千卡热能；日本推荐孕妇前半期日增加热能 150 千卡，后半期日增加热能 350 千卡；我国营养学会推荐从妊娠 4 个月起，孕妇日增加热能 200 千卡。

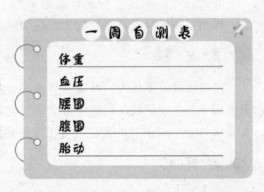

一周自测表

体重
血压
腰围
腹围
胎动

对话宝宝

准妈妈课堂

　　孕妇自驾车除了上下车时要格外注意保护腹中的胎儿以外，开车对胎儿不会有太大影响，但孕妇开车要注意尽量不开新车，由于新购置的车中皮革、化学剂等气味很重，空气污染严重，不利于胎儿健康。

　　●孕妇容易双下肢水肿，尤其是长时间保持坐姿时，可以在脚下铺一块踏垫，以使脚胀时能将鞋脱掉。

　　●系安全带时要把安全带从大腿和腹部之间穿过，使它紧贴身体，调整坐姿，使之不卡住脖子，将安全带置于乳房之间，别从肩部滑落。

　　●倒车时，可以松开安全带，将座椅放倒，这样会很轻松。

　　●座位较深的车有时驾驶起来会加重腰部负担，可以加 2 个长方形的软垫垫腰后，会舒服多了。

　　●职业司机最好在孕期申请调换其他工作。

　　建议在孕晚期不要开车，尤其在七八个月的时候，当遇到紧急情况腹部撞到后，会造成胎盘早剥的不良后果。

胎教指南

　　准妈妈可以选择轻快、优美的广东音乐作为胎教音乐，以达到与胎儿的共鸣，每天可以听上 1~2 首曲子，如《雨打芭蕉》、《阳春白雪》、《步步高》等。每次 5~10 分钟，用优美动听的音乐刺激胎儿的听觉感受器，使其得到训练。

营养链条

【胡萝卜粥】

　　胡萝卜 500 克切成小块与粳米 100 克加水煮粥，粥热后调入红糖温服。此粥有消胀化滞的功效，可治脾胃消化失常，食物积滞不行。

特别提示

　　今天，胎宝宝已经满 18 周了，没有作过 B 超检查的准妈妈要记住作一次 B 超，看一看胎宝宝的发育是否正常。

准妈妈能开车吗

ZHUNMAMABIDUYIRIYIYE

外阴部疼痛

准妈妈课堂

有的准妈妈感到明显的外阴疼痛。症状主要表现为外阴部肿胀，局部皮肤发红，在行走时，外阴部出现剧烈疼痛，此现象在临床上称为"外阴部静脉曲张"。解决的办法关键在于讲究孕期卫生，避免穿过紧的裤子、鞋袜，不要接近热源或用过热的水洗浴。

胎教指南

大自然的陶冶对一个新生命来说是非常重要的，准妈妈要让这个新生命感受到大自然的广阔、神奇、美丽、富饶和温馨。因此，准妈妈要多到大自然中去，把所见、所感讲给宝宝听，这也是促进胎儿智力开发的很重要的胎教基础。

营养链条

【菊花汤】

取乌鸡一只炖汤，加菊花10克，麦冬门5克，阿胶9克，红参3克，甘草、当归各6克，生姜15片，半夏12克，大枣12枚。此汤可调和肝气，清肝养胎。

特别提示

患有"外阴部静脉曲张"的孕妇不要自行上药，要咨询妇产科医生，在医生指导下治疗。

对话宝宝

准妈妈课堂

　　孕妇肚子痛除了正常的生理性原因（产痛）外，还有病理性的。在妊娠早期，如流产、胎位不正。在妊娠晚期发生早产，孕妇如合并高血压、胃肠疾病，或羊水过多破水时，或腹部碰撞后，都会引起血管破裂，胎盘与子宫壁之间出血，进而与子宫壁脱离，医学上称为"胎盘早期剥离"，也会使孕妇产生剧烈的腹痛。严重时胎儿死在子宫里，孕妇也因失血及疼痛而休克，甚至发生死亡。此外，在妊娠同时有某些妇科疾病也会发生腹痛，如妊娠合并卵巢肿瘤，孕期子宫膨大，使原有的肿瘤蒂部扭转，进而使瘤子破裂，引起腹痛；子宫里本来有肌瘤，怀孕后，肌瘤也随之增大，发生"变性"。做过子宫手术的，也因再次怀孕，引起子宫破裂等，都会使孕妇有难以忍受的剧烈腹痛。

　　无论发生哪一种肚子痛，孕妇都应立即到医院急诊，千万不能延误。

胎教指南

　　每个准妈妈都希望自己未来的孩子健康聪明，但新生儿非常容易患脑部疾病，美国科研人员最近的一次研究表明，怀孕期间多喝石榴汁可以降低胎儿大脑发育受损的几率。这也是营养胎教的一个重要环节。

营养链条

【苹果凉菜】

　　用料：苹果3个、梨1个、橙子1个，橘子1个，调味汁1/4杯，柠檬汁3/4杯，砂糖1茶匙。

　　做法：将苹果、梨、橙子、橘子去皮洗干净，除核，切成小块、置大碗中，撒上砂糖、盐、浇上调味汁和柠檬汁即可。

特别提示

　　这时准妈妈会感觉坐着比站着要舒服，建议准妈妈随身携带纸巾和马桶垫纸，以便随时使用。

肚子疼要重视

ZHUNMAMABIDUYIRIYIE

预防食用过敏食物

准妈妈课堂

临床证明：有过敏体质的孕妇会对某些食物过敏，这些过敏食物经过消化吸收后，通过胎盘进入胎儿血液循环中，妨碍胎儿的生长发育，或直接损害某些器官，如肺、支气管等，从而导致流产、早产、胎儿畸形或罹患疾病。孕妇可从下面 5 个方面来预防：

- 以往吃某些食物发生过过敏现象，在怀孕期间禁止食用。
- 不要吃从未吃过的食物或霉变食物。
- 在食用某些食物后如发生全身发痒，出荨麻疹或心慌、气喘、腹痛、腹泻等现象，应慎食这些食物。
- 不吃海产鱼、虾、蟹、贝壳类食物及辛辣刺激性食物。
- 食用动物肝、肾，蛋类，奶类，鱼类，应烧熟煮透。

胎教指南

较晚出现胎动的孕妇这时有感觉了，胎动使准妈妈真切地感受到了一个新生命的存在，给准妈妈带来了喜悦。准妈妈总是在想象着自己的宝宝会是什么样子，随着孕妇体态的变化，孕妇的依赖性越来越强，这时的准爸爸要更加耐心地陪着妻子多活动，多欣赏些诗歌，多做些智力游戏，这样会有利于胎儿的良好个性特征的发育。

营养链条

【炒鲜奶】

用料：鲜奶，4 只鸡蛋的蛋清，笋尖、去皮马蹄、植物油、白糖、精盐、味精、葱白末、淀粉适量。

做法：1. 笋尖、马蹄洗净，切成米粒状，蛋清打起泡后，加淀粉、牛奶，打成奶糊，放白糖、精盐、味精继续打匀。

2. 炒锅置旺火上，放入植物油烧热，下笋尖、马蹄粒、葱白末煸炒出味，倒入调好的牛奶糊，用手勺推动，待起泡后即可起锅装盘。

特点：含有丰富的蛋白质和多种营养素，是孕妇补充蛋白质、钙质的良好来源。

准妈妈课堂

梳头改善头部的供氧能力及营养条件，疏通血脉，祛除风湿，增强新陈代谢，提高头发黑色素细胞的活性，有调节大脑神经功能之功效，故可迅速消除大脑疲劳，提高思维和记忆能力，延缓大脑和头发的衰老。还可以治疗头皮发痒、神经性头痛、高血压、神经衰弱、动脉硬化等疾病，对白发、脱发、班秃等慢性疾病更能起到防治效果。准妈妈可以经常用梳头疗法养生健美，这种方法方便宜行。

梳头时，宜用牛角、桃木或铁质的梳子。

梳理的方法应从前额开始向后梳。梳时要紧贴头皮部位，力量均衡，动作宜缓慢柔和。一般2分钟内大约梳100次为1回，每天早晨起床后应坚持梳2～5回，下午亦可再梳1回。当头皮有热胀、麻木的感觉时，说明已经达到了预期目的。梳头5～7天后，洗头1次。坚持2～3个月即可出现明显的治疗效果：头发瘙痒减轻，头屑减少，停止脱发，白发转黑，失眠症状明显好转，并神清气爽、眼明心亮。

胎教指南

据日本《每日新闻》报道，准妈妈的良好的气质和化妆打扮也是胎教的一种方法。气质表现为准妈妈要有良好的道德修养和高雅的情趣，知识广博，举止文雅，具有内在美。化妆打扮主要指着装打扮要恰到好处，显得精神焕发。这样胎儿在母体也会受到美的感染而获得初步的审美观。

营养链条

【绿豆海带汤】

绿豆、海带各取50克煮汤喝，可随意饮用。此汤有防止湿疹及皮肤瘙痒之功效。

特别提示

地毯可储存人们从外面环境中带回的铅元素，它对胚胎有毒害作用；地毯也是螨虫栖身的地方，可使孕妇发生哮喘，这些对孕妇非常不利，所以孕妇房间不宜铺地毯。

梳头疗法宜养生

ZHUNMAMABIDUYIRIYIYE

正确补充维生素

ZHUNMAMABIDUYIRIYE

准妈妈课堂

准妈妈都知道补充维生素有利于母亲的健康和胎儿发育，但在补充维生素的时候要注意以下几点：

●最好选择专门为孕妇配方的多种维生素，如玛特纳、安儿康等。因为孕妇配方的多种维生素是按国际推荐量的孕妇每日需要作标准，按一定的比例来配方的。

●复合维生素的用量，也是因人而异的。一般市售的复合维生素片都以平均身高、正常体重范围的孕妇为标准进行剂量设计的。

如果身体正常、体型较小的孕妇，可以在平衡饮食的基础上每天补充一半推荐量的复合维生素片。这样的吃法相对来说更为安全一些。

●不是每一个准妈妈都必须补充维生素片。每个人都需要维生素并不等于每个孕妇都需要补充维生素的药片，准妈妈应在医师指导下选择补充方法，尽可能通过调整饮食来补充。

胎教指南

胎儿尚不具备语言表达能力，他在母体子宫内对外界的反应有其独特的方式，当他感到温暖、和谐时，就会很安静，胎动有规律；当他感到不适不安或意识到危险临近时，就会拳打脚踢，向母亲报警，因此母亲要格外注意与胎儿之间的行为信息的传递，时刻注意避免胎儿的躁动，这样才有利于胎儿的发育。

营养链条

【香蕉奶昔】

用一根香蕉和半杯牛奶，一起放入搅拌机里粉碎搅拌，就成了一杯香蕉奶昔。香蕉奶昔不仅味美，还含有准妈妈需要的大量钙质及蛋白质。

特别提示

患有缺铁性贫血的孕妇，在补充铁剂药物时，有时会恶心、胃部不适和便秘，因此，最好是饭后服用，这样可以减少胃肠道反应。

准妈妈课堂

准妈妈在整个妊娠期都应按时进行详细而系统的产前检查。因为：

• 通过全面的健康检查，可以纠正孕妇身体的某些缺陷，如果发现孕妇患病不宜继续妊娠，或胎儿有明显遗传性疾病时，可以及早终止妊娠。

• 定期检查可了解胎儿发育及母体变化情况，如有异常及早治疗。

• 通过孕期生理卫生、生活及营养指导，可加强对孕妇及胎儿的健康保护，有利于顺利度过整个孕产期。

• 通过全面系统的观察，可决定分娩时的处理方法，保证分娩安全。

• 通过产前检查，医生可向孕妇说明产前产后应注意的事项，打消不必要的顾虑，指导孕妇分娩时应如何与医务人员配合，顺利分娩。

胎教指南

对胎儿的运动训练，一般从怀孕3个月开始到临产前一个月，先兆流产或先兆早产的孕妇不宜进行。训练的手法要轻柔、循序渐进，每次不要超过15分钟。

营养莲条

【苹果馅】

用料：苹果1000克，糖150克。

做法：将苹果去皮去核，切小片放锅中，加糖和2~3汤匙水，用文火煮成浓稠果酱，苹果馅可做包子，馅饼，点心。

特别提示

产前检查时，穿便于检查的服装是一种礼貌的行为，因为有时可能做内诊，穿易穿脱服装会方便，可以穿稍长些的裙子。

另外，产前检查时，颜面、口唇、指甲的颜色也是健康状态的标志，不要化过浓的妆，也不要涂指甲油。

一周自测表

体重

血压

腰围

腹围

胎动

按时产前随诊的好处

ZHUNMAMABIDUYIRIYIE

145

准妈妈课堂

妊娠期间，准妈妈应坚持参加适当的体育运动，如果过多卧床休息会减少孕妇的胃肠蠕动，引起食欲下降、消化不良、便秘等，对胎儿的发育不利，也不利于分娩。适当运动可以增强心脏的功能，保证供给胎儿足够的氧气，有利于胎儿的正常发育，减缓妊娠期出现的腰腿疼、下肢浮肿、心慌气短、呼吸困难等症状。在锻炼中要注意坚持适量的体育活动，做到有劳有逸，避免一味地休息，无所事事。

营养链条

【核桃仁炒韭菜】

用料：核桃仁 50 克、韭菜 250 克、鲜虾 150 克，芝麻、食盐适量，葱、姜、黄酒少许。

做法：1. 韭菜洗净，切成 3 厘米长的段；鲜虾去皮，葱、姜切片待用。

2. 热锅放油烧开，放入葱、姜爆锅，再放核桃仁、虾、韭菜烹黄酒，连续翻炒至虾熟透，加盐即可食用。

特点：清香扑鼻，补血养血，适合孕中期食用。

特别提示

母亲所患任何一种疾病，对胎儿都是不利的，父亲得了传染病，也会通过母亲而危及胎儿，不论父母，在疾病流行季节，都要少去公共场所。丈夫一旦得了传染病，要与妻子隔离。

对话宝宝

准妈妈课堂

准妈妈在运动时应注意的问题：

● 妊娠早期和晚期，应避免剧烈运动，应选择轻稳的动作，如散步、上下较平缓的阶梯等。

● 避免做挤压和震动腹部的运动。

● 避免做仰卧位运动，以防子宫压近下腔静脉，使血流受阻。

● 避免做迅速改变体位的运动和动作。

● 避免做平衡难度大的动作，如过较窄的桥、山路等，以防因体态改变影响平衡而跌倒。

● 避免做关节的动作，防止损伤腰部。

● 运动时要戴合适的乳罩，不要空腹运动。

胎教指南

我国传统的胎教，不是指教育胎儿，而是教育孕妇，兼及丈夫。现代科学虽然发达，但传统的胎教并没有废弃，而是更显其价值。所以，孕妇要格外注意自己的一言一行，一举一动，潜移默化地对胎儿施以影响。

营养链条

【芝麻粥】

先取黑芝麻适量，淘洗干净晒干后炒热研碎，每次取 30 克，同粳米 100 克煮粥，适用于身体虚弱、头晕耳鸣的孕妇便秘患者食用。

相关链接

散步时的注意事项：

1. 抬起头目视前方，不要只盯着脚。

2. 用鼻吸气，用口呼气，进行腹式呼吸，放松身心。

3. 放松双肩，轻屈肘部，甩开双臂。

4. 注意挺胸抬头，别驼背。

5. 步伐过大则容易疲劳，形成身体负担。

6. 脚着地时不要屈膝，用脚后跟挺住。

运动时的注意事项

ZHUNMAMABIDUYIRIYIYE

选择合适的胸罩

准妈妈课堂

随着孕期增加，准妈妈乳房会日益增大，但是没有哪一块肌肉可以阻止乳房增大或撑起越来越重的乳房。最好的方法是精心挑选一个合适的胸罩，这个胸罩必须能托起乳房，但不会把乳房压扁，并且要使两个乳房完全分开。胸罩的两个"兜"，必须深而且要加厚，最好选用专门为孕产妇设计的胸罩。质地为布料更好，因为化学纤维的胸罩会使乳房摩擦裂伤。为了避免肌肉过度紧张而致疲劳，晚上胸罩不应脱掉。乳头的凹陷处很容易藏污纳垢，所以一定要经常保持清洁。入浴后，用拇指和食指捏住乳头，轻轻往外拉数次。

胎教指南

孕中期的胎儿生长发育快，胎儿的听觉能力有了明显的提高，胎教音乐的内容也应更加丰富，如大提琴独奏曲或低音歌声或乐曲之音，父亲的低音唱歌或者哼一些曲调，胎儿会更容易接受。

营养链条

【小窝头】

用料： 细玉米面、黄豆粉、白糖、小苏打、桂花各适量。

做法： 将细玉米面、黄豆粉、白糖、苏打掺在一起，再逐渐加水，然后揉和，和得与饺子面相仿即可将和好的面揪成剂，蘸着桂花水团成小窝头，上屉蒸熟即可。

特点： 含有丰富的蛋白质及纤维素，适合便秘的孕妇食用。

相关链接

孕妇文胸号码参考：

文胸尺码	C90	C75	C80	C85	C90	D95	D80	D82	D90
下胸围尺寸（cm）	90	75	80	85	90	95	80	82	90
上胸围尺寸（cm）	85	90	95	100	104	93	98	13	108

准妈妈课堂

正常情况下孕妇在妊娠期间，体重应该至少增加 12.5 千克，若增加过少，会影响胎儿的生长发育。但是，每增加 1 千克脂肪，就意味着在分娩后，必须付出一份努力，才能恢复孕前的体重。所以，孕妇要时刻注意体重变化，不要过分超重。

平时走路时要注意姿势，避免过分后仰，因为这是不好看的姿势，并且背部会由于过分挺胸而疼痛。肌肉结实和舒适时，有助于保持良好的姿势。为了具有结实的肌肉，在孕期不要停止肌肉活动，必须坚持步行和做操。这两项运动不但不会导致妊娠危险，反而有利，日后也能较顺利地恢复孕前体型。

胎教指南

研究发现：古典音乐有助于胎儿大脑的发育。从现在开始胎儿每天应该听 5 分钟的古典音乐，使胎儿的大脑受到良性刺激，这种胎教方法对儿童语言和音乐等方面的认知力发展有显著的影响。

营养链条

【苹果杏汤】

将杏洗净去核，放两杯水煮软，再加三杯水和糖适量，苹果切块放入，上火煮，开锅后倒入用水和好的淀粉，不断搅拌，再煮开，加少许柠檬酸。

对话宝宝

注意肌肉的锻炼

ZHUNMAMABIDUYIRIYIYE

注意胎动的变化

ZHUNMAMABIDUYIRIYIYE

准妈妈课堂

孕妇第一次感觉到胎动大约在孕 16～22 周期间。若是第一次妊娠，胎动出现的时间将会晚两周。由于胎儿漂浮在大于他的身体体积的液体羊水中，最初的胎动又是很轻的，所以孕妇并不总是能感觉到腹中的胎儿在动，只是当胎儿连续几次碰到子宫壁时，她才会感到胎动。当孕妇第一次感到明显的胎动时，可告知医生，以确定其分娩日期。胎动初期并不规律，孕妇可能感到第一次胎动后，几天内不再出现胎动。到怀孕的后期，大约是在第 24 周后，每天都会出现胎动，这时的胎动趋向于每天的晚饭后和睡觉时发生，使孕妇在夜间难以入睡。超声波检查已经证实，胎儿安静时，就是胎儿睡觉的时间。一般来说，从睡眠到醒来这个周期的时间是 90 分钟。

胎教指南

专家发现：孕妇进行体育锻炼时腹中胎儿也随之运动，胎儿心率每分钟可增加 10～15 次，表明胎儿对运动有适应性反应，出生时状况也比一般新生儿好。慢跑不仅对孕妇个人和胎儿无不良影响，而婴儿出生后比活动少的孕妇所生的婴儿更健康。

营养链条

【虾皮冬瓜】

用料：冬瓜 400 克、虾皮、食用植物油、精盐、味精适量。

做法：把冬瓜去皮，切成块，虾皮用温水浸泡洗净，待油锅烧热后，煸炒冬瓜，然后加入虾皮和盐、并可略加少许水，烧熟入味即可。

特点：冬瓜利尿消肿，虾皮补钙。

相关链接

计数胎动：每日计数胎动 3 次，每次数 1 小时，时间分别是上午 7～8 点、中午 12～13 点、晚上 9～10 点。三次胎动数相加乘 4，便是 12 小时胎动的次数。正常的次数 3～5 次/小时，12 小时应在 30 次以上。

准妈妈课堂

许多职业女性怀孕后，并不能离开工作岗位，那么为了胎儿的健康，工作中，准妈妈就应特别注意远离那些不利于胎儿健康发育的因素，如果孕妇在不利环境状况下工作，其生下体重过轻婴儿的几率可提高8%。

● 避免接触有毒有害的作业环境。某些职业性有害因素（苯、汞、铅、氯、二硫化碳等）可影响受精卵发育，造成胎儿畸形。

● 定时进行产前检查。除常规检查外，还应包括胸部透视、肝肾功能检查及母血胎甲球蛋白（AFP）的测定等，便于准确的产前诊断。

● 避免加班加点，保证充足休息时间。

● 产前至少要休息两周。这样有利于胎儿的健康发育。

胎教指南

胎儿发育5个月以后才开始出现对外界"刺激"的神经反应。孕妇抚摩腹部，或在孕妇腹部放置小型收音机，播优雅动听的音乐，胎儿会出现心率加快、胎动次数增多等反应。这些接受优雅动听音乐"刺激"的胎儿，其中枢神经系统发育比较快而完善。

营养链条

【豆腐拌西芹】

用料： 西芹、豆腐、盐适量。

做法： 将西芹切成细条状盛盘，在碗里将豆腐磨成豆腐泥，加入盐拌匀，然后将豆腐泥淋在西芹上即可。

特点： 降低血压，含丰富的维生素纤维质，适合体形胖的高血压孕妇。

特别提示

明天你的宝宝就满5个月了，又到了产前随诊的时间，不要忘了准备明天去医院随诊的资料，可以把一个月中的特别情况和需要咨询的内容写到纸条上，以免到医院时忘记向医生咨询。

满五个月时的胎儿

准妈妈课堂

准妈妈这时已进入身心安定期，食欲变得更好，流产的危险性已大大减少。由于胎儿生长快，宫底的高度位于耻骨上方15～18厘米处，子宫已很大，准妈妈会感到腹部很沉重。这时的胎儿脑细胞已形成，会吮手指，出现听觉，胎儿可在羊水中任意游动。胎儿的身长约25厘米，体重在250～300克之间，头的大小约为身长的1/3，鼻和口的外形已逐渐明显，开始长头发和指甲。胎心率每分钟120～160次。

营养链条

【清蒸蛤蜊】

用料：蛤蜊肉、姜片、枸粒、盐适量。

做法：将蛤蜊肉洗干净，姜片切丝备用，将蛤蜊肉、姜丝、枸粒和盐掺在一起，入锅蒸熟即可。

特点：安胎、止吐。

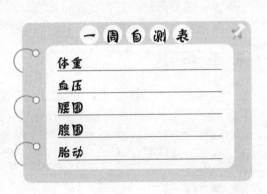

一周自测表

体重

血压

腰围

腹围

胎动

贴化验单处

本月要记

第六个月：

·孕妇可短距离旅行，但要注意安全

·肚子开始显著突出，容易倾倒，行走时要谨慎

·保证充足睡眠，有条件的可以午睡1～2小时

·鞋子要穿低跟的，防滑的

·注意妊娠中毒症，盐分水分不可摄取过多

·开始准备婴儿用品，本月产前检查一次

准妈妈课堂

准妈妈都特别爱出汗，有的人觉得是不是有什么异常。其实汗多是怀孕期妇女的常见症状，表现为手、脚的掌面，皮肤、肛门、外阴以及头皮等汗腺较多的部位发汗增多，如果遇到天气炎热，还会出现"浑身冒汗"的情况，到妊娠晚期还可能发生多汗性湿疹。另一方面，出汗时，人体内的氯化钠、氯化钾、尿素、乳酸等代谢废产物随汗液排出体外，因此可以说，准妈妈多汗是一种保护性反应，有益于身体健康。

胎教指南

为胎儿哼唱歌曲要选择胎儿"喜闻乐见"的曲目，旋律要舒缓、优美，不要选择那些激烈悲壮的乐曲或者噪声很大的音乐，那样会使胎儿烦燥甚至乱动。因此，准妈妈应该多哼唱舒缓、明快，类似于胎儿心音节奏的歌曲。

营养链条

【大枣紫米粥】

用料：红糯米、黑糯米、红枣、红糖适量。

做法：糯米至少浸泡4小时，将红枣、糯米和红糖一起放入碗中，加水后放入锅内，煮熟即可（锅内加2碗水）。

特点：此粥有降血压的功效，用红枣、糯米、红糖等补血食材做成，不仅对孕妇有好处，而且适合坐月子的产妇食用。

对话宝宝

为什么爱出汗

ZHUNMAMABIDUYIRIYIE

多汗的注意事项

准妈妈课堂

孕妇多汗要注意以下几点：

● 不要怕出汗，更不要长期躺在空调间里。

● 及时补充水分，增加饮水量，每天坚持喝几大杯新鲜开水。

● 多吃蔬菜、水果，既能补充维生素，还能补充从汗液中流失的钾钠离子，保持体内的电解质平衡。

● 勤换洗内衣，勤洗澡，宜穿宽松肥大的衣服，便于腹内胎儿成长，也便于散发热量。

● 如出现多汗性湿疹，最好到医院就诊。

胎教指南

实施胎教时应注意：

情绪开朗，夫妻和睦；居室幽雅，平和气顺，睡眠充足，适当活动；饮食合理，卫生营养；穿着宽舒，节制性欲；音乐故事，听读有益；对话交流，爱抚胎儿；定期检查，保持康泰，胎教开始切勿中断。

营养链条

【酥蜜粥】

用料： 酥油 30 克、蜂蜜 50 克、粳米 100 克。

做法： 先将粳米加水煮沸，然后兑入酥油和蜂蜜，煮成稠粥。

特点： 适用于阴虚劳损等便秘患者食用。

对话宝宝

准妈妈课堂

妊娠中期，一些准妈妈身上出现瘙痒现象，有些是全身瘙痒，有些是局部瘙痒。人们以为这种症状是正常的妊娠反应，这种认识是错误的。其实孕妇皮肤瘙痒会引起胎儿死亡，孕妇早产、产后出血等，医学上将这种病症称为"妊娠期肝内胆汁郁结症"。是因为胎儿压迫胆管，引起胆汁引流不畅，胆盐不能很好地排泄，于是肝脏郁结，在血中积累，形成黄疸；血中的疸盐刺激神经末梢，在临床表现出瘙痒症状。因此准妈妈要注意饮食均匀，保持清洁卫生，做到勤洗澡、勤换衣。

胎教指南

全身放松，呼吸均匀，心平气和，面部呈微笑状，双手轻轻放在腹部胎儿的位置上，双手从上到下，从左到右，轻柔缓慢地抚摸胎儿，每次2～5分钟。

营养链条

【蔬菜蛋卷】

用料：鸡蛋、菠菜、胡萝卜、胡椒粉、食盐适量。

做法：敲碎鸡蛋，放入适量盐，胡椒粉搅匀；菠菜用热水焯一下，沥干水分，用盐、芝麻油拌好，胡萝卜切成丝，并用锅炒熟，在煎锅上涂好油，将搅好的鸡蛋倒入煎锅一半，铺平，当鸡蛋表面渐熟时，将备好的菠菜、胡萝卜依次摆放好，把蛋饼从一边卷向另一边，将卷好的鸡蛋卷取出，压成扁形即可。

特点：鸡蛋含铁，菠菜、胡萝卜营养丰富，三者搭配可保持营养均衡，防止贫血。

特别提示

准妈妈患妊娠期肝内胆汁郁结症易造成胎儿宫内缺氧，导致孕妇早产及产后出血过多。因此要引起重视，及时到医院诊治，同时加强监护，以保证母胎安全。

浑身瘙痒怎么办

ZHUNMAMABIDUYIRIYIYE

为什么会静脉曲张

准妈妈课堂

腿部血压过高是造成静脉曲张的重要原因。怀孕会给腿部造成压力，引起静脉曲张。怀孕使女性体内产生大量的女性荷尔蒙，使得下肢静脉的可扩张性增加。

其次，胎儿压迫下腔静脉引起的回流阻碍，也会引起下肢静脉扩张，都会产生逆流及扰流，提供血栓发生的机会，进而引起静脉曲张。但如果孕妇在怀孕时，并没有血栓的产生，也无瓣膜破坏的情形，那么扩张的静脉则可能在生产之后慢慢消失。

胎教指南

音乐胎教一般在妊娠5个月时进行，因为此时胎儿已有听力了。开始每次5～12分钟，6个月以后，每次20分钟，一天1～2次，可选在早晨起床及入睡前进行，如胎动强可多听几次，但每次不宜超过20分钟。

营养链条

赤小豆与当归合煎，可治痔疮便血，肿痛。单一味或与大米同煮成粥也有良好的作用，是防治痔疮的优良食品。

新鲜槐花可以做凉菜，包饺子，具凉血止痛，止血消痔的功效，也可代茶饮。此外，预防痔疮作用的食品还有蜂蜜、胡桃肉等。

对活宝宝

准妈妈课堂

静脉曲张的预防方法：

●穿着弹性丝袜 ●避免站立不动 ●避免长时间静坐 ●多走动 ●避免高温 ●尽早治疗引起腿部内压升高的疾病 ●避免过度肥胖 ●睡觉时将脚稍微垫高 ●尽早治疗已发生的静脉曲张，避免静脉膜瓣继续破坏下去，停止静脉曲张的恶化

胎教指南

音乐胎教不仅可促进胎儿的身心发育，还能培养儿童对音乐的兴趣。据听力学家朱歇尔·克莱门斯的调查发现，胎儿喜欢听维瓦尔第和莫扎特的乐曲，这些轻松愉快的乐曲，可以解除胎儿的烦躁情绪，使胎儿的心率趋于稳定；反之，听勃拉姆斯的乐曲或摇摆乐舞曲，胎儿会躁动不安。

营养链条

【红枣炖鸡】

用料：鸡大腿、红枣、黄芪、党参、当归、水、米酒适量。

做法：将鸡腿切块，红枣洗净沥干备用，把所有材料同时放入碗中，用保鲜膜封口，放到锅内蒸（锅内加2碗水），蒸熟后即可食用。

特点：红枣补血气，当归有引药的作用，黄芪则可以增加抵抗力，党参有增加活力，补充气血的功用，适合贫血、虚弱的孕妇食用。

对话宝宝

静脉曲张的预防方法

准妈妈课堂

由于羊水与胎儿有密切的关系，能很好地反映胎儿的生理和病理状态，因此，产前羊水检查可以判断胎儿情况，诊断遗传性疾病，胎儿畸形，胎盘功能，胎儿成熟度和母子血型不合等。具有以下情况的孕妇需要做羊水检查，怀孕年龄超过35岁；有生育过神经管异常胎儿的病史；生育过一个常染色体隐性代谢病患儿的病史，有遗传病家庭史，有致病因素接触史等。

胎教指南

胆碱使孩子一生聪明伶俐。生物学研究表明：胆碱有增强记忆力的养分。除了动物肝脏外，富含胆碱的食品以蛋黄含量最高。其次为红肉和奶制品中的含量较高。孕妇在音乐胎教、抚摸胎教、语言胎教的同时，一定要重视营养胎教，这是基础胎教。

营养链条

【豆腐馅饼】

用料：豆腐、面粉、白菜适量，肉末、虾米、麻油、笋、姜、葱、味精、精盐少许。

做法：豆腐、白菜加入调料调成馅，面粉和成面团，擀成小汤碗大皮子，两张面皮中间放一团馅，再用小汤碗一扣，去掉边沿，锅内放油，将馅饼煎成两面金黄色即可。

相关链接

● 多吃些胡萝卜、芭菜等食物，它们富含的维生素A，具有保护呼吸道黏膜和呼吸道上皮的功能，可抵御各种致病因素的侵袭。

● 核桃、芝麻、菜花等含有维生素E的食品，多吃有提高免疫能力的作用。

● 花生蛋白质的含量高达30%左右，其营养价值可与鸡蛋、牛奶、瘦肉相媲美，而且易被人体吸收，具有补血功效。

羊水检查

准妈妈课堂

孕中期准爸爸可以协助妻子做好家庭监护：

● 数胎动　丈夫帮助妻子数胎动，既可以帮助妻子监护宝宝发育和健康状况，又可增加你们"三口之家"的感情。

● 听胎心　孕妇本人很难听胎心，这个任务自然由准爸爸来完成，你应该乐此不疲，引以为豪。

● 量宫度　测量宫底高度主要是用来测定和推算胎儿发育和成长状况，这一任务除医生外，理所当然由丈夫承担，孕妇的宫底超过或明显落后于相应的水平，应去医院检查。

● 称体重　从孕中期开始，每周测量1次，发现与相应水平出入太大，应去医院检查。

胎教指南

胎教方法很多，准妈妈要有选择，不要把一天中胎教时间安排得太紧密，这样会妨碍胎儿的休息，影响胎儿的发育，背离了胎教的宗旨。

营养链条

【冰糖银耳】

将银耳发好洗净，煮烂，加入冰糖、青梅、桂花即可食用。常食可清凉解暑。

相关链接

数胎动：准妈妈仰卧或左侧卧位，丈夫两手掌放在妻子的腹壁上可感觉到胎儿有伸手、蹬腿等活动，即胎动。正常情况下，胎动每天为30～40次，胎动一天有两个高峰，一个在晚上7～9时，一个是午夜11时至凌晨1时，早晨最低。

一周自测表

体重	
血压	
腰围	
腹围	
胎动	

准爸爸如何作好监护

ZHUNMAMABIDUYIRIYIYE

用腹带的方法

准妈妈课堂

准妈妈是否带腹带要视情况而定。如有些孕妇怀孕前，腹部肌肉没受到过锻炼，本身就是"松肚囊"；或怀上双胎，在妊娠后引起严重腰背疼，就需要使用腹带，它可以起到托子宫的作用，减轻背疼的症状，还可以支撑并固定膨胀起来的腹部，保持正确姿势，走起路来也感轻松；有时纠正胎位也会用腹带。

但使用腹带一定要用正确的方法，注意以下几个问题：

● 完全包住髋部，即前面一直要靠下至耻骨。

● 中间和边缘要加厚，以防卷起。

● 腹带可以牢牢地支持腹壁托起子宫，为了不影响胎儿发育，腹带既不能太紧，也不要太高，以感觉舒服和轻松为宜。

● 系腹带时要仰卧，系得得当，站起来感到确实有效地托住了子宫，保持住正确姿势。

● 使用腹带应请医生指导，不要轻易到市场去购买不符合医学要求的腹带。

● 如果是为了纠正胎位，必须由医生来操作，千万不要自作主张。

胎教指南

胎教内容可以交替变换，在进行过程中，母亲可以细细体会胎儿的反应，这对促进胎儿的身心发展是很有益的，有利于母子的情感交流，每次与胎儿谈话的时间约 1 分钟，不要太长，内容要简捷、轻松愉快、丰富多彩。

营养链条

【烤苹果】

将苹果把剜下，掏出果核，放进葡萄干和少许奶油，再将苹果把盖上，将苹果拦腰划破一圈皮，放入烤箱烤 10 分钟即可食用。

相关链接

腹围测量方法：绕肚脐一周测量，以厘米为单位。正常情况下，腹围每周增长 0.87 厘米。

准妈妈课堂

自测胎动有以下3种方法：

● 累计一天的胎动次数　早上起床后开始测量，以10次为准，如果达到10次就不再算了，你可以正常上班、做事，有的孕妇一小时就可能达到10次，如果你到了晚上都没有10次胎动的话，就应去医院检查。

● 记录固定时间内的胎动次数　分别在早、中、晚各测一次，每次计数一小时。将所测得的胎动总数乘以4，作为每天12小时的胎动记录。

● 晚上的测量　在晚上7～11点间测量胎动次数，看出现10次胎动所需要的时间，如果超过3小时，应去医院检查。

营养链条

妊娠中期，是胎儿生长发育最迅速的时期，营养需求最大。一般来说，准妈妈每天要吃1～2个鸡蛋，50～100克瘦肉，100～150克大豆制品，500克左右蔬菜，如能常吃些动物肝脏、血、骨头汤、海产品及新鲜水果、芝麻、核桃、花生等坚果类，对母胎尤为有利。

特别提示

计数前先做好准备工作，如在身边放一张白纸、一支笔。每出现一次胎动，便用笔在纸上划一道杠，一小时后数总数，即胎动数。

对话宝宝

自测胎动的方法

ZHUNMAMABIDUYIRIYIYE

不要盲目减肥

准妈妈课堂

孕妇需要营养，需要良好的身心环境。如果盲目减肥，不仅导致营养缺乏，使胎儿失去正常的营养供给，还会导致孕妇的内分泌失调，出现一系列病症。研究发现，孕妇减肥会造成的常见危险有以下几个方面：

●影响胎儿发育　胎儿发育需要全面的营养供应，这些物质需要源源不断地来源于摄入吸收。然而，减肥的孕妇恰恰断绝了这些物质的来源，势必会影响胎儿的发育。

●缺乏能源储备，损害哺育　人和动物一样，妊娠期间在内分泌系统的统一调动下都要进行能源物积累储备，待生产后转化为乳汁哺育婴儿，而孕妇减肥，就丧失了这一功能。这是儿童发育缓慢、营养不良、体弱多病的根源。

●缺乏脂肪吸收，导致性紊乱　体内脂肪组织与性功能和生育能力有密切关系，孕妇过度减肥，会造成体内性激素紊乱，可能是导致胎儿性发育畸形的因素之一。

因此，准妈妈不要盲目去减肥，否则会对胎儿的发育造成损害。

胎教指南

父母亲通过声音和动作同胎儿交流是一种积极有益的胎教方法。

每次不宜过长，1 分钟就可以了。对话内容不限，可以问候、聊天，也可以讲故事、读儿歌，以简洁、明快为原则。每次尽量用相同的内容开头和结尾，这样反复强化，会收到好的效果。

营养链条

【柏子仁粥】

净柏子仁 30 克洗净去杂捣烂，加粳米 100 克煮粥，服时加入蜂蜜适量。适用于患有心悸、失眠的孕期便秘患食用。

相关链接

零食是肥胖孕妇的大敌，很多女性在孕前就有以零食代替主食减肥的习惯，其实吃零食不仅减不了肥，反而造成了营养过剩。要想减肥，首先要注意规律进餐，零食最好不吃，要吃也要选择热量比较低的水果作为零食，不要选择饼干、糖果、瓜子仁、油炸土豆片等热量比较高的食物。

准妈妈课堂

有的医院规定出生前不告诉妈妈胎儿性别，但每个孕妇都想知道自己怀的是男孩还是女孩。在这里，告诉你 B 超判断性别的诀窍。要点是像"蘑菇"，还是像"树叶"。超声波中如见到"蘑菇"影则为男孩，出现"树叶"影则为女孩。注意所谓的"蘑菇"影和"树叶"影是出现在两腿之间的，认真去看，很有趣。如能明确这一点，判断是轻而易举的。

胎教指南

胎教不应以提高孩子智商，以备将来应试为目的，而应以构筑母子心灵的桥梁为目标。妊娠期经常对胎儿说话，自然的就会充满母爱，以稳定的心态迎接分娩。孩子出生后，也能对他（她）精心呵护。如果妈妈对胎儿经常说话，妊娠期也会过得充实而快乐。你需要这样的胎教吗？若胎儿感到你的爱，可能在腹中就想"我最喜欢妈妈、爸爸了，真想早点看见他们呀。"

营养链条

【鱼肉汤】

用料：乌龟 500 克，猪油、香油各 100 克、味精 5 克、精盐 10 克、葱段、姜块各 10 克。

做法：1. 将活龟头剁掉放血，剥开壳、去掉苦胆、取龟肉及内脏洗净。切约 3 厘米长、2 厘米宽的肉块。

2. 炒锅放猪油烧热，先下葱段、姜块略爆香，再放龟肉、内脏、精盐、香油一起爆炒，起锅盛入砂锅。一次放入清水，置旺火上煨 2 小时，如有龟蛋则加入，继续煨至汤汁浓稠，发出香气时，加入味精，起锅装碗即成。

特点：营养丰富，香润可口，适合体虚的孕妇食用。

特别提示

自测胎动宜在固定的时间内进行，早、中、晚各一次，每次一小时。在计数时要全神贯注，不要想起来就计数，忘了就不记；或这次没事，就多计几分钟，下一次有事就少计几分钟。

准妈妈课堂

胎盘的一部分伸出来形成脐带，连接胎盘与胎儿，脐带边扭转边发育。10 个月时长约 30~70 厘米，直径约为 1~5 厘米。

产前脐带发生问题的并不少见。如脐带扭转、打结，甚至缠绕于胎儿颈部或肢体。这样，就会使脐带内血行之有效的血运受阻甚至中断，威胁着胎儿的生命，甚至造成胎儿子宫内死亡，所以，孕妇一定要注意脐带的变化。

胎教指南

研究表明：胎儿在子宫内最适宜听男性中、低频调的说话声音，如果父亲坚持每天对宫内胎儿讲话，能唤起胎儿最积极的反应，对胎儿出生后的智力及情绪的稳定大有裨益。

营养链条

【芙蓉云耳】

用料：水发黑木耳 250 克，鸡蛋 1 个，盐、味精适量。

做法：鸡蛋取蛋清打散，用油滑散；黑木耳洗净，焯水备用；锅底放油，下入黑木耳、鸡蛋清调味，炒匀即可。

特点：清洁肠道，益气强身，补血止痛。

注意脐带的变化

对话宝宝

准妈妈课堂

大多数准妈妈孕中期会出现腿抽筋，尤其在晚上容易发生。这是因为孕中期准妈妈的体重逐渐增加，双腿负担加重，腿部的肌肉常处于疲劳状态。此外，钙和维生素 D 补充不足也是抽筋的一个重要原因。预防措施：

● 多晒太阳，以增加体内维生素 D 的合成。

● 按医嘱服用钙片，补充钙质；多喝牛奶，保证适当的户外活动。

● 当小腿抽筋时，可先轻轻地由下向上按摩腿肚子，再按摩足指和整条腿，抽筋即可缓解。

● 将脚垫高再睡，白天走路不要穿高跟鞋，也不要站立过久，以防腿部肌肉过于疲劳。

胎教指南

专家研究发现：胎儿更喜欢听母亲唱歌。母亲的歌声可带给胎儿和谐的感觉和情绪的安宁。母亲唱歌时，歌声与她的呼吸、心跳、胸腔和腹部的运动是一致的。母亲的歌声更能直接刺激胎儿的听觉，促使胎儿的神经系统和感觉器官的发育，促进胎儿的记忆发展。

营养链条

【银鱼芽菜】

用料：银鱼 20 克，黄豆芽 300 克，鲜豌豆 50 克，胡萝卜丝 50 克。

做法：银鱼焯水，沥干，豌豆煮熟；炒锅爆香，炒黄豆芽、银鱼及胡萝卜丝；略炒后加入煮熟的豌豆，可调成糖醋味。

特点：营养均衡，补充钙质，银鱼和黄豆芽都是很好的钙质来源。

相关链接

胎儿监护仪是一种新型的电子扫描仪器，通过孕妇的腹壁能清楚地记录胎儿心率的变化，及其胎动与子宫收缩的关系来判断胎儿在子宫内的健康和它对子宫收缩的耐受能力。常用于分娩前和分娩时的监护。

腿抽筋怎么办

ZHUNMAMABIDUYIRIYIYE

准妈妈课堂

　　妊娠6个月后，准妈妈的下肢经常出现程度不同的水肿。个别孕妇达到行走不便的程度，这是因为妊娠期，孕妇的体重增加较快。子宫的体积扩大，重量也增加了。增大了的子宫压迫下肢静脉，影响血液回流，促使发生水肿。妊娠水肿多从踝部开始，渐延至小腿、大腿、外阴和腹部，严重者会蔓延到全身。水肿部位皮肤表面紧绷、发亮，用手指按压则出现凹陷。有些孕妇的水肿不明显，但体重却增加很快，7天中能骤增半公斤以上，这是因为液体存在于器官的间隙或结缔组织的深部，称隐性水肿，有可能发生子痫。因此水肿严重的，必须立即到医院治疗。

　　如孕妇有轻度水肿，白天比较明显，经一夜休息后水肿便会消退，这属于正常现象。不过平时仍需注意休息，适当减轻工作强度，睡眠要充足。睡觉时，抬高下肢或向左侧卧，可以减轻对下肢静脉的压迫，改善胎盘的血循环，有助于水肿消退。在饮食方面，要吃低盐高蛋白的食品，多吃蔬菜、水果，补充铁和钙。

胎教指南

　　准妈妈同胎儿的对话可以随时随地进行，不用拘泥于形式，在外面纳凉时，可以说些天气如何，看到些什么景物之类的话。如果晴天，可以告诉宝宝"今天真好，格外晴朗，天空蓝蓝的"，如天气阴沉，可以告诉宝宝，"要下雨了，大家都回家了，咱们也回去吧！"临睡时还可以告诉宝宝，"妈妈要休息了，休息前要刷牙、洗脸、洗脚、换衣服"等等，总之，同宝宝对话要随意，亲切，才能收到沟通感情的效果。

营养链条

　　出现妊娠水肿可试用黄鱼250克，大蒜50克，加水适量，文火烧汤，加入少许调料，食鱼喝汤，每日一次连服5日。也可用赤小豆同大米一起煮烂，加白糖食用。

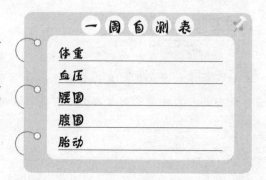

一 周 自 测 表

体重 ＿＿＿＿＿＿＿＿＿＿

血压 ＿＿＿＿＿＿＿＿＿＿

腰围 ＿＿＿＿＿＿＿＿＿＿

腹围 ＿＿＿＿＿＿＿＿＿＿

胎动 ＿＿＿＿＿＿＿＿＿＿

出现水肿怎么办

ZHUNMAMABIDUYIRIYIYE

准妈妈课堂

妊娠高血压中毒症即子痫前症。孕晚期由于增大的子宫的压迫，静脉回流受阻，孕妇在下午会有轻度浮肿，这种水肿只局限于踝足部，经晚上休息后，第二天便可消退，这是生理性变化，是正常现象。如果浮肿症状不消失反而加重，蔓延至膝、大腿、外阴、腹壁，血压升高到90/140毫米汞柱以上，就属于病理性变化，称病理性水肿。如伴有心烦、睡不着、恶心呕吐、头痛眼花等妊娠高血压综合症的症状，应立刻去医院检查。如不及时治疗，会发展到出现抽搐，即产前子痫，母胎的生命都会有危险。

胎教指南

准妈妈可以平躺在床上，放松腹部，然后轻轻拍打，锻炼胎儿，拍打时手法要轻柔，每次坚持5～10分钟。如胎儿出现躁动，准妈妈可以用手轻轻安抚他。这样坚持一段时间，就可以使胎儿建立有效的条件反射，增强胎儿肢体肌肉的力量。

营养链条

【奶油白菜】

用料：白菜600克，小的熟笋1个，洋菇8朵，剁细的火腿少许，鲜奶1/2杯，水、猪油、生粉、盐、酒适量。

做法：1. 白菜取心，熟笋切成薄片，洋菇切薄片。

2. 大匙猪油加热，炒白菜后，加酒、盐各1小匙，汤4大匙，煮至白菜发软为止，然后沥干汁。

3. 2大匙猪油加热，炒熟笋、洋菇，加3大匙汤、鲜奶，盐1/2小匙，用水溶生粉勾芡，将白菜放入盛盘撒上火腿末即可。

相关链接

血压升高可能引起中风或血管收缩，使胎儿的供血量不足，造成胎儿子宫内生长迟滞，不仅使胎儿体重过轻，还容易早产。一般35岁以上高龄产妇，孕前有高血压、高血压家族史、多胞胎产妇的都属于高危人群。

妊娠高血压中毒症

ZHUNMAMABIDUYIRIYIYE

准妈妈课堂

孕中期以后，睡姿宜采用左侧卧位。这种睡姿有三大优点：

• 避免子宫压迫下腔静脉，增加血液排出量，减少浮肿，增加子宫、胎盘和绒毛的血流量。

• 使右旋子宫转向左位，有利于胎儿发育，减少胎儿窘迫和发育迟缓的发生率。

• 避免子宫对肾脏的压迫，使肾脏保持充足的血流量，有利于预防和治疗妊娠高血压综合症。

胎教指南

跳舞是一种娱乐方式，同时也是一种锻炼方式。孕妇可以选择一些节奏缓慢、旋律优美、轻柔的舞曲，使手、脚、腰等部位自然摆动，让肌肉充分伸展、放松，以达到运动的目的。同时，优美的旋律还可以对胎儿的发育起到良好的促进作用。

营养链条

【清炒南瓜】

用料： 南瓜350克、油、葱、盐、味精适量。

做法： 南瓜切成薄片；锅内放油烧热，葱爆锅，放入南瓜片、各种调料。

特点： 南瓜富含多种维生素，营养丰富，清淡适口，尤其适合妊娠糖尿病患者食用。

相关链接

准妈妈如果入睡困难，可以在临睡前喝一杯热牛奶，吃一小块面包，这样很快就会入睡。

特别提示

午睡以午餐后，睡20～30分钟为宜。若睡得过久，或时间接近傍晚，则容易打乱睡眠节律，应尽量避免。

宜左侧睡姿

准妈妈课堂

上班的准妈妈要注意以下几方面：

● 保证有间隔的休息时间，即便未感到疲劳，也要休息 5～10 分钟。如走得开，最好到室外、阳台、屋顶上去呼吸新鲜空气，活动一下躯体。

● 如果从事的是长时间保持同一姿态的工作，如设计师、话务员、打字员等，容易感到疲劳，要不时变化一下姿势。长期坐着，可以在脚下垫一个小台子，抬高脚的位置，防止浮肿。

● 由于突然站起、向高处放东西或拿东西时会发生眼花或脑缺血，容易摔倒，所以要注意一切行动都应采取慢动作。

● 在寒冷的冬季开暖气要适度，要时常打开窗户换换空气，每天上班后都要开窗开门，交换室内的空气，给自己创造一个清新的环境。

营养链条

【无花果粥】

将粳米煮沸，放入无花果煮成粥，食用时可加适量蜂蜜和砂糖。此粥能促进肠道蠕动，预防和缓解便秘及痔疮。

对话宝宝

工作中的注意事项

ZHUNMAMABIDUYIRIYE

选择合适的交通工具

准妈妈课堂

每种交通方式都有利弊，你所要做的就是将负面影响降到最低。

由于开车固定了姿势，子宫与骨盆的血液循环会比较差。因此开车的你平时需要多运动，到了孕中后期，最好不开车去上班。

坐公交车比较方便，但每天早起候车，匆忙奔赴车站对孕妇来说意味着危险，因此最好能避开高峰期。如果做不到，也不要与他人争抢车门、座位，乘车时要注意不要让车门夹住衣物，上下车要慢一步，注意台阶，你的特殊身份会得到人们的理解。

骑自行车上下班是一种相对理想的方式，不但能适量活动，还能避免因乘车遭受碰、撞、挤而发生意外，不过，骑自行车时，你也要注意：

●适当调节车座的角度，使车座后边略高，坐垫要柔软，以免对会阴部形成压力。

●车速不要过快，防止因下肢劳累、盆腔充血而引起不良后果，车后座不要驮重物。

胎教指南

轻轻拍打腹部，同时用手推动胎儿，让胎儿在宫内"散步"，如果这时胎儿停下来，可以用手轻轻安抚他。如能配合音乐和对话，效果会更佳。但临近产期和早期宫缩者，不宜用此种方法进行胎教。

营养链条

【海带焖饭】

用料：大米 500 米、水发海带 100 克、水 500 毫升、盐 10 克。

做法：将海带切成小块，旺火烧开，滚煮 5 分钟，放入大米和盐。开锅后不断翻搅，烧 10 分钟左右，盖上锅盖，用小火焖 10～15 分钟即熟。

特点：松散柔软，清香不腻，孕妇食用可防治肌肉抽搐。

特别提示

无论你选择什么样的交通工具，出行时都应避开人流高峰，这样可以减少被撞碰的几率。

准妈妈课堂

随着腹部的隆起增大，穿背带裤应该是您的最佳选择。因为背带裤带子较宽，适合孕期腹部隆起的变化，不会勒到胸和腰部，还可以掩盖腹部、胸部、臀部的粗笨体形，给人以宽松自然的美感。

可以根据自己的喜好做背带裤。春秋季节可选择一些碎花、暗花、小格或直条的浅色布，配以合适的T恤和长袖衫，显得精神，有朝气。冬季可选择深色的条绒或暗花呢面料，在外面罩上宽松的外衣，看起来妩媚。

胎教指南

准妈妈可以同胎儿做游戏，方法是：当感受到胎儿胎动后，妈妈要仔细感受胎儿的下一次胎动，当他又踢到腹部时，妈妈可用手在该处轻轻拍几下，然后停下来。开始时，胎儿可能会躲开，反复几次，胎儿就会有所反应，这时，妈妈可以改变拍打位置，胎儿就会朝着妈妈拍打的位置再踢，这样，胎儿与母亲就建立了一种联系。时间一长，这种联系方式就建立起来了。游戏胎教时间不宜过长，每次10分钟左右即可，否则会造成胎儿疲劳。

营养链条

食用鸭肉对治疗水肿有一定帮助。鸭肉营养丰富，不同品种的鸭肉，食疗作用不同。其中青头鸭肉通利小便，补肾固本，常吃可利尿消肿。对于水肿，尤其是妊娠水肿有很好的治疗作用，有慢性肾炎病史的孕妇常吃，可有效地保护肾脏。

特别提示

准妈妈从这时开始要每周在家自行测量一次腹围、体重、胎动、血压，以便监测母亲的健康和胎儿的发育情况。

选择背带裤

ZHUNMAMABIDUYIRIYIYE

173

准妈妈课堂

有些孕妇偏爱吃素食，这些食品虽含有较多的维生素等营养物质，但却缺少一种被称为牛黄酸的营养成分，缺乏牛黄酸的新生儿均患有严重的视网膜退化症，个别的甚至会导致失明。由于孕妇需要量比平时要增大较多，此时自身合成牛黄酸的能力又有限，因此，从外界增加摄取一定数量的牛黄酸就十分必要了。含牛黄酸的食物较多，如鲜肉、禽蛋、牛奶、小虾等食品。

营养链条

【水果泥】

用料：香蕉、马铃薯、草莓适量。

做法：香蕉去皮，用汤匙捣碎，马铃薯洗净，去皮，放入电锅中蒸制熟软，取出压成泥状，放凉备用。将香蕉泥与马铃薯泥混合，摆上草莓，淋上蜂蜜即可。

特点：香蕉及马铃薯富含叶酸，叶酸对于胎儿血管神经的发育有帮助。

特别提示

国内外学者研究发现：妊娠期间因体质改变可造成孕妇角膜出现各种变化，应加强护理，禁止戴隐形眼镜，否则会引起角膜发炎、溃疡，甚至最终导致失明。

偏食影响胎儿视力

对话宝宝

准妈妈课堂

高危妊娠是对孕妇和胎儿都有较大危险的妊娠。危险因素很多，如患上甲状腺机能亢进、癫痫、慢性泌尿道感染、糖尿病、子宫疾患、贫血、心脏病、哮喘、全身性红斑狼疮、高血压、肝炎、某些遗传病以及诸如风疹、生殖器疱疹之类的病毒性疾患。此外，滥用药物成瘾、经常抽烟或喝酒的妇女一旦怀孕，也属于高危妊娠者；营养不良、年纪太轻或太大、生育次数过多或过于频密，妊娠的危险性也会增加。高危妊娠对于孕妇和胎儿都有很大的危险性，但孕妇如能认真做好产前检查，在医生指导下是会顺利度过妊娠期的。

胎教指南

短途旅行也是一种很好的胎教。孕六月是最适宜孕妈妈短途旅行的时机。这时，胎儿渐渐安定，离生产还有一段时间，身体便于活动，不妨与胎儿、准爸爸一起享受一下外出度假的乐趣。

营养链条

【香菇炖鸡】

用料：鸡翅、大蒜、香菇、鲜百合、红萝卜适量，盐、味精少许。

做法：鸡翅先用热水烫后捞起，锅中加入香菇水及香菇、大蒜、红萝卜等，一起炖至鸡翅熟烂，最后加入百合，大火煮开即可。

特点：鸡汤、大蒜、红萝卜对感冒症状有缓解作用。

特别提示

有妊娠高血压的孕妇，除了选择适当的降压药外，也不能忽视非药物疗法，包括避免情绪激动，注意休息，限制钠盐的摄入，适当多吃含钾丰富的蔬菜、水果，每天喝鲜牛奶等。

一周自测表

体重

血压

腰围

腹围

胎动

高危妊娠的危险

ZHUNMAMABIDUYIRIYIYE

铅污染会损伤胎儿的神经系统

ZHUNMAMABIDUYIRIYIYE

准妈妈课堂

科研人员发现：环境中的铅对人的危害特别是对胎儿神经系统的伤害，已经是一个不可回避的问题。环境中铅污染可使孕妇的体内胎儿神经系统受到损伤，从而对胎儿后天发育造成不良影响。孕妇摄入铅会通过胎盘的血液循环进入到胎儿体内，出生后其视觉、听觉定向能力普遍低于未受铅污染的新生儿。而且，胎儿神经系统受到铅污染可对后天的智力发育造成不良影响。因此，建议孕妇要做到以下几点：

●少去车多拥挤的场所，如马路两旁；少去铅污染地区，如电池厂、油漆厂附近。

●不吃含铅食品，如含铅皮蛋、爆米花及有色的食物。

●防止蛋白质、钙、铁、锌的缺乏，因为微量元素的缺乏可增加肠道对铅的吸收，使血铅水平增高。

●生活在铅污染严重地区的孕妇，应定期测定血铅。

胎教指南

在制订旅行计划时，一定要考虑到胎儿，行程不要安排得太紧，行程不要过于劳累。一般而言，空气清新、宁静的地方最理想。最好离家不太远，如有绿色的草地、湖泊则是最佳的选择。准妈妈如感到心旷神怡的话，胎儿也会从中受益。

营养链条

【什锦烤饭】

用料：绿蕃茄、干香菇、洋葱、红甜椒、火腿肉、白米饭各适量。咖喱粉、色拉油少许。

做法：1. 干香菇泡软切细丝，蕃茄、洋葱、火腿切小细丁。青椒、红椒对半去籽，一半切细丁，另一半内部刮净备用。

2. 色拉油起锅，将丁状材料入锅爆香，放白米饭和咖喱粉共拌。拌香之饭置于另一半青、红椒内，入烤箱以 17℃烤 25 分钟。

特点：青椒、红椒含大量维生素 C，对舒缓孕妇牙龈出血颇有助益。

准妈妈课堂

便秘是孕妇的常见病和多发病之一。怀孕期间黄体素分泌增加，使胃肠道平滑肌松弛，蠕动减缓，导致大肠对水分的吸收增加，粪便变硬而出现排便不畅。在怀孕后期，胎儿和子宫日益增大，对直肠产生一种机械性压迫，也会引起便秘。

为预防便秘的发生，孕妇应参加适度劳动，并注意调剂饮食。要多吃含纤维素较多的新鲜蔬菜和水果。早晨起床后，先喝一杯凉开水，平时要养成良好的大便习惯。如果已发生便秘，可以用食疗的方法缓解，不可随便服用泻药。

胎教指南

孕妇要精神愉快，情绪稳定，善于自我克制，防止情绪的大起大落，在情绪不稳定时，要设法转移注意力或通过自我按摩头部与太阳穴的方法使情绪逐步稳定下来。

营养链条

【菠菜粥】

先将菠菜洗净，放入滚水中烫半熟，取出切碎。粳米煮成粥后，放入菠菜，煮沸食用。1日2次。此粥可缓解便秘。

对话宝宝

如何预防和缓解便秘

准妈妈课堂

出现便秘的准妈妈，可以试着做以下体操，改善便秘情况，具体做法是：

1. 仰卧收腹举腿。将双手交叉枕于脑后或放于臀部，双腿并拢举起。每天 3 组，每组举腿 10 次。

2. 坐收腹举腿。坐在床边或沙发边，双腿伸直，手压在大腿下，做坐姿收腹举腿，每天 3 组，每组 10 次。

3. 站姿收腹举腿。双手叉腰，在脐旁两寸处找到天舒穴，进行挤压，同时分别举起双腿做举腿运动，每天 3～5 组，每组 10 次。

4. 站姿转体收腹举腿。举起双臂做转体式高举腿，动作尽量放开，舒展，尽量有规律地收缩腰肌和腹肌，加强这些肌肉的收缩力。每天 3～5 组，每组 10 次。

胎 教 指 南

适合母亲哼唱的歌曲：《小燕子》、《妈妈的吻》、《早操歌》、《小宝宝快睡觉》、《采蘑菇的小姑娘》、《鲁冰花》等。

营 养 链 条

治疗便秘小食疗：

• 甘蔗汁、蜂蜜等适量，烧沸，每日早晚空腹服。

• 胡萝卜挤汁，烧沸，加适量蜂蜜，早晚各 1 次服用。

• 橘皮洗净，切细，加白糖，蜂蜜适量，煮沸每日 3 次饮用。

• 鲜无花果 1～2 个，每晚睡前吃。

• 黑芝麻、核桃肉等适量，炒熟混合碾末，每日 1 次，加蜂蜜调服。

相 关 链 接

准妈妈不宜睡席梦思床垫。由于孕妇脊柱较正常腰部前曲更大，睡席梦思床垫，会对腰椎产生严重影响，使脊柱的位置失常、压迫神经，增加腰肌的负担，既不能消除疲劳，又不利生理功能的发挥，并可引起腰痛，不利翻身。席梦思床垫太软，孕妇深陷其中，不容易翻身。

缓解便秘的体操

ZHUNMAMABIDUYIRIYIYE

准妈妈课堂

孕妇心理焦虑会有以下机体方面的表现：

●心脏突突跳得使人发慌●胸口疼痛，压迫或紧缩感●神经质发抖或害怕引起颤抖●便秘与腹泻●神经紧张性或惊恐性发汗●头晕目眩、心慌意乱●因紧张等情感因素而致的呼吸急促、噎塞感●头痛、颈痛、背部疼痛●疲乏、虚弱或稍微活动就精疲力尽

胎教指南

通过听轻音乐，让休闲生活中充满优美的乐声，使准妈妈精神愉悦。声音有乐音和噪音之分，当然，对胎儿的刺激也有"有益"与"有害"之分，迪斯科舞曲、架子鼓的声音，在某些时候可以创造欢乐之气氛，但对于您腹中的宝宝，这种节奏强烈、带有震动性的声音无异于噪声。所以，您不能听这类音乐。舒缓轻柔与欢快相间的E、C调才是最适合您的。

营养链条

【萝卜丸子汤】

用料：猪肉馅250克、萝卜300克、葱、姜、盐、味精适量。

做法：将猪肉馅做成丸子，放入清水煮熟；放入萝卜丝、葱、姜、盐同煮至萝卜熟，放入味精即成。

特点：清淡鲜香，可缓解孕妇腹胀。

特别提示

麝香是雄麝香腺中的分泌物干燥而成，是很名贵的香料。主治中风、神志昏迷、心腹暴病、恶疮肿毒、跌打损伤等症。但麝香对子宫有缓慢而持久的兴奋作用，能使子宫的收缩加强，催生下胎，引起流产，所以孕妇不要闻麝香。

心理焦虑在机体上的表现

ZHUNMAMABIDUYIRIYIYE

准妈妈课堂

胎动异常的几种表现：

●胎动突然减少，原因在于孕妇可能发热。一般的感冒引起的发热对胎儿不会有大的影响，但感染性的疾病或是流感对胎儿的影响就较大。

●胎动突然加快，原因是孕妇可能受到剧烈的外伤。当孕妇受到严重的外力撞击时，会引起胎儿剧烈的胎动，甚至造成流产、早产等情况。

●胎动突然加剧，随后很快停止运动。此情况提示有可能发生了胎盘早剥，多发生在怀孕的中后期，有高血压和严重外伤的孕妇更容易出现。

●急促的胎动后突然停止，多见于脐带绕颈或打结。正常的脐带长度为 50 厘米，脐带过长会缠绕胎儿的颈部或身体，此时胎儿表现为突然发生强烈胎动，可通过改变体位而好转。

营养链条

【南瓜载鸡】

用料：去骨鸡腿肉、南瓜适量，酱油、糖、葱、姜、蒜少许。

做法：先将鸡腿肉加入腌料，放置 30 分钟，用烤箱烤熟，取出切成肉末；再将南瓜洗净，切开，去籽，连皮切成大块状，入锅蒸熟；最后将鸡肉末放在南瓜上，即可一并食用。

特点：清淡可口，适合因出现蛋白尿，不宜吃大鱼大肉的孕妇。

对话宝宝

准妈妈课堂

虽然孕中期的性生活较前期可以有所放松，但还是要有所节制。丈夫应尊重妻子的意愿，在妻子有健康体质、稳定情绪和良好状态下，可选择合适的体位进行性交，但是有如下情况应禁止性行为：

1. 有习惯性流产史者，在整个妊娠期应绝对避免性交，甚至包括性语言、性刺激最好也不要使用，因为性兴奋也能诱发子宫强烈地收缩。

2. 有早产史者，则在上次早产的相应月份前一个月开始直至分娩的一段时期内，应绝对避免性生活。

3. 确诊为"低置胎盘"或者"重度妊娠高血压综合症"的孕妇，最好不要过性生活。

4. 胎膜早破后，不可再行性交，应立即到医院诊治。

胎教指南

让胎儿直接欣赏音乐的具体做法是：将录音机放在距离孕妇腹壁2~5厘米处播放胎教音乐，同时不断调换不同的方向，将声音通过母亲腹部传给胎儿，每天定时播放几次，要循序渐进，开始时间可以短一些，以后逐渐增加，但不宜过长，5~10分钟即可，音量要适中，不可以大也不宜过小。孕妇应取舒适的体位，精神和身体都应放松，精力要集中。

营养链条

【杜仲猪骨汤】
用料：猪骨头500克、桑寄生0.5克、杜仲0.25克，盐适量。
做法：洗净桑寄生和杜仲，猪骨头洗净放入开水内沥尽血水。砂锅内加水和所有材料，大火烧开，转小火焖煮至熟烂，加调味料即成。
特点：改善腰酸背痛以及下肢乏力无法久站症状。

特别提示

明天又到了产前随诊的日子，不要忘记出门前准备好零钱、卫生纸、围产保健本等。别忘了检查时把一个月来身体有无不适告诉医生。

孕中期的性生活

准妈妈课堂

　　孕期满 24 周时，准妈妈可以明显地触摸到胎儿的头、背和肢体。这时胎儿耳骨已经变硬，其外耳、中耳和内耳的基本结构已发育完成。胎儿的听觉已基本形成。胎儿身长约 28 ~ 34 厘米，体重 600 ~ 800 克左右，身体逐渐匀称。

　　这时的准妈妈子宫变得更大，子宫底的高度为 19 ~ 20 厘米。肚子会越来越胀大，凸出，体重也日益增加，腹部变得很沉重，身体的重心随之改变，因此孕妇走路较不平稳，容易疲倦，尤其弯身向前时，会感觉腰痛，准妈妈上下楼时应特别注意安全。

营养链条

　　食猪肝可防治贫血，以每天摄取 50 克为目标。猪肝 40 ~ 50 克炒韭菜，烧猪肝，还可以烤肝串，既好吃又有营养。

一周自测表

体重

血压

腰围

腹围

胎动

贴化验单处

本月要记

第七个月：

· 孕妇要注意个人精神、品德的修养以及带给胎儿的影响

· 为防止便秘，每天早上喝牛奶，多吃水果和蔬菜

· 孕期注意按时体检，注意血和尿的检查

· 避免长时间站立，以防止水肿

· 有时背部、腰部疼痛，严重时须看医生

· 注意个人孕期保健，讲卫生，穿着宽松舒适的衣服

· 本月每两周产前检查一次

准妈妈课堂

自怀孕第5个月起，孕妇的皮肤会变得干燥、粗糙，可以使用日常用的乳液或面霜来适当保养皮肤。在怀孕期间，由于身体的内分泌改变，黑色素沉淀增加，所以容易出现黄褐斑或雀斑，一些爱美的孕妇常用化妆品来掩饰这些斑迹。孕妇化妆应以清淡为宜，因此时皮肤比较敏感，如果使用过多化妆品，反而会刺激皮肤，引起过敏，弄巧成拙。

胎教指南

6个月的胎儿不仅能听到妈妈的说话声，还能听到妈妈胸腔的震动。孕妇说话时温柔的语调、语气能给胎儿良好的刺激，同时，男性的低音比较容易传入子宫，对胎儿来说也是一种良性的音波刺激。因此，丈夫和妻子共同参与对话胎教，才能达到良好的效果。

营养链条

【黄豆猪手煲】

用料：猪手2～3只，黄豆、调味料适量。

做法：猪手清洗干净，开水焯去血水，放冷水中中火炖40分钟，然后加入黄豆与调味料，转小火炖1小时即可。

特点：大豆中所富含的维生素E能够破坏自由基的化学活性，不仅能抑制皮肤衰老，更能增加皮肤弹性，防止色素沉着于皮肤，这为产后母乳正常分泌打下坚实的基础。

注意皮肤保养

ZHUNMAMABIDUYIRIYIYE

对话宝宝

血糖检测

ZHUNMAMABIDUYIRIYIE

准妈妈课堂

孕 24～30 周所有的孕妇都会在医院接受血糖检测。方法是：在喝完 50 克糖水 1 小时后进行血糖检验，若血糖值高于 7.8m mol/L，其糖尿量试验呈阳性则表明该孕妇患有妊娠糖尿病。

妊娠糖尿病是糖尿病的一种，指在孕期发生或首次发现的糖尿病，产后大多数恢复正常，但部分患者若干年后发展为糖尿病。妊娠糖尿病是常见的一种妊娠并发症，发病率高，病情变化快，最明显的症状是"三多一少"即：吃多、喝多、尿多，但体重减轻，还伴有呕吐。所以，孕妇要密切注意血糖的变化，及时发现，及时治疗。

胎教指南

25 周时的宝宝更加喜欢听抒情幽雅的古典音乐，准妈妈可以做一个实验，放些节奏快、声音响的音乐，你会发现宝宝对这种音乐的反应很剧烈，胎动幅度加大；当音乐轻柔舒缓时，宝宝会安静下来。由此可见胎儿对音乐和声音的敏感程度。

营养链条

【煮豆腐】

用料：嫩豆腐、胡萝卜、苋菜、排骨汤、盐、葱花适量。

做法：将豆腐切成小方块，胡萝卜切成细丝，放入锅中与高汤一起煮，开锅后加盐调味，起锅后加入葱花即可。

特点：不含胆固醇的豆腐搭上什锦蔬菜，对患有妊娠糖尿病的孕妇而言是很有益的，它使得血糖更加容易控制。

特别提示

糖尿病患者在妊娠期及分娩时，由于新陈代谢变化复杂，对糖尿病难以控制，患者糖尿量高，如不及时治疗，孕产妇会发生酸中毒。糖尿病患者产下的胎儿致畸率很高，成活率也较低。因此，一旦患有糖尿病要及时治疗，以便更好地控制病情。

准妈妈课堂

　　游泳是一项帮助孕妇顺利分娩的运动。孕妇游泳要注意水温，一般要求水温在29℃~31℃之间，因为水温低于28℃会刺激子宫收缩，易引起早产；水温高于32℃容易疲劳。游泳时间最好在上午10点到下午2点之间。

　　有以下情况之一的孕妇禁止游泳：

　　•身孕不满4个月 •有流产、早产史 •阴道出血、腹痛时 •患妊娠高血压综合症、心脏病等

胎教指南

　　由于这个月胎动明显，准妈妈在工作之余应多抚摸腹部，继续对胎儿进行语言胎教，除了前面几个月给胎儿说说话、念故事外，还可以放一些外语磁带助听，让胎儿尽可能早地接收多种语言信息。

营养链条

【里脊肉炒芦笋】

用料：黑木耳、里脊肉、青芦笋、蒜、盐、胡椒粉、淀粉、水适量。

做法：将黑木耳洗干净，捞起后沥干，切丝备用；将里脊肉切成细条状，粗细和芦笋相当；把里脊肉和芦笋都切成小段；锅内放油，先把蒜片爆香，再放入全部材料炒熟，将淀粉加水勾芡淋上即可。

特点：适合患有糖尿病的孕妇食用，青芦笋含有丰富的维生素E、维生素C和纤维素，有清血和平衡血糖的功能。

相关链接

　　游泳可以不用费很多力气就可以达到全身运动，非常有利于消除腰痛、肩酸等不适。在水中行走也是很好的运动，有利于体重管理和心情转换。另外，练习了游泳时的呼吸法，能够增强自己分娩的信心。

特别提示

　　孕24周左右是妊娠高血压综合症的高发阶段，日常生活中要避免不良情绪刺激。

游泳——最佳锻炼方法

孕中期的日常注意事项

ZHUNMAMABIDUYIRIYIE

准妈妈课堂

这一时期是怀孕的"黄金阶段"，也正是弥补、纠正、调整和补充营养的最佳时机，由于此时胎儿的脑发育处于重要阶段，所以同孕早期一样要避免那些对胎儿不利的环境因素。如放射线的辐射，电脑、电视机和电热毯产生的低频电磁场、噪声以及吸烟、酗酒等。

由于胎儿大量摄取钙质，你有时会牙痛或患口腔炎，还可能出现牙龈出血现象，这是因为孕激素使牙龈变得肿胀，即使你刷牙时动作很轻，也有可能导致出血，不过还是要坚持刷牙，以免发生更严重的蛀牙。多数孕妇还会有脚面或小腿浮肿现象，站立、蹲坐太多或腰带扎得过紧，浮肿就会加重。一般浮肿不伴随血压高、尿蛋白，属于正常现象。若浮肿逐渐加重，就要引起重视。

胎教指南

父亲在创造良好的胎教环境、调节孕妇的胎教情绪等方面发挥着重要作用。更为主要的是，父亲在与胎儿对话、给胎儿唱歌等胎教手段的实施过程中，将发挥无可比拟的作用。

营养链条

【鲤鱼冬瓜汤】

将冬瓜洗净切块，葱切成小段，姜片切好备用。将鲤鱼、冬瓜、姜片、葱段放入锅中同煮，待鱼煮熟后，加入调料即可盛盘。

自古以来，鲤鱼就被人们用来改善孕妇的水肿，再加上利水效果极佳的冬瓜，效果更是超凡。

特别提示

为避免因意外而造成流产，家居环境布置中要特别注意，如过度光滑的地面，与孕妇腹部高度相近的尖锐桌角以及迫使孕妇弯腰提重物的各种因素。

准妈妈课堂

胎儿具有记忆能力，已逐渐被人们所证实。加拿大著名交响乐指挥家博利顿·布罗特在答记者问时说："在我年轻时，我就发觉自己有异常的天才，初次登台就可以不看乐谱指挥，而且准确无误，大提琴的旋律不断浮现在脑海里"。当他与母亲谈起此事时，谜底才被揭开。原来，他初次指挥的那支曲子就是他还在母亲腹内时他母亲经常弹奏的那支曲子。怀孕7个月时，胎儿的脑神经已经发达起来。胎儿已具有思维、记忆功能。正是这种迅速增大的记忆储存开始引导胎儿行为的发展，而且这种记忆正在无意识地对人们的一生产生巨大影响。特别是怀孕6个月以后，胎儿已能听到周围的声音，你应抓住这个时期进行胎教，多给胎儿读些诗歌、散文等文学作品，多与胎儿对话。

胎教指南

由于胎儿的听觉器官这时已基本发育成熟，因此准妈妈要注意保护胎儿的听力，日常生活中要远离污言秽语，多接触陶冶性情的事物，这样胎儿才能潜移默化受到影响。

营养链条

妊娠期吃鱼的好处多，鱼肉质地细嫩，容易消化吸收，鱼肉含有丰富的钙、磷、蛋白质和不饱合脂肪酸，尤其是鱼头中富含卵磷脂。卵磷脂在人体内合成乙酰胆碱，这是脑神经元之间传递信息的一种最主要的"神经递质"。所以多吃鱼健脑，可促进胎儿脑发育，增强孕妇的记忆力。

对话宝宝

胎儿的记忆能力

准妈妈的腰背痛

准妈妈课堂

孕妇的腰背痛，多数由于行为姿势的不正确引起。如早上起床后的痛，多是夜里卧床姿势的原因；下午、傍晚的痛，多是白天工作、活动的姿势和走路等姿势不当的原因。由睡眠引起的腰背痛，可在睡觉时垫块小木板在软褥垫下面；由白天工作引起的腰背痛，则要减少工作量，注意行走的姿势，不穿高跟鞋等。此外，使用肚、腹带也有一定的防治效果。做局部按摩，用热水袋敷在疼痛处亦有效。

胎教指南

情绪胎教可从夫妻性生活入手，舒心的性生活能充分地将爱心和性欲融为一体。白天，相互的亲吻与抚摸，爱的暖流就会传到彼此的心田，这对夜间的闺房之爱大有益处。相反，夜间体帖的性生活也可促进夫妻白天的恩爱，使孕妇的心情愉快、精神饱满，有利于腹中胎儿的发育。

营养链条

【姜末拌莲藕】

用料：中段莲藕、醋、精盐、香油、姜末适量。

做法：莲藕洗净，用刀裁去骨节、刮净外皮，切成铜钱厚的圆片，用凉水淘一下，放入开水锅内略焯，见其发白时捞出；将莲藕放入盘内，加入精盐、姜末、醋、香油，拌匀即成。

特点：此菜脆嫩爽口，含有丰富的碳水化合物、钙、磷、铁、维生素C等多种营养素。熟藕性湿，能安神、养胃、滋阴，此菜适宜孕产妇食用。

特别提示

孕妇补钙要在医生指导下进行，准妈妈补钙超量会使胎儿血钙过高，不但会造成难产，还会影响到婴幼儿的智力发育。

准妈妈课堂

当胎儿发育到第25周时，其听力完全形成，还能分辨出各种声音，并在母体内做出相应的反应。这时的胎儿皮下脂肪较少，看上去像老年人，全身皮肤都有胎毛，头发眉毛已长出。男性胎儿的睾丸已下降到阴囊内，女性胎儿的阴唇已经发育，神经系统进一步完善，胎动变得更加协调，而且更多样了，不仅能手舞足蹈，而且会转身。他的眼皮睁开，但眼睛上还蒙着一层薄膜。如果胎儿此时出生，能啼哭、能吞咽，但生活能力弱，只能在良好的条件及特殊的护理下才能生存。

胎教指南

这个时期训练听觉的手段是采用同胎儿对话的形式。事实上，前几个月我们已经为培养胎儿的听觉能力打下了良好基础，现在只是加深对孩子的语言诱导，包括日常性的语言诱导和系统性的语言诱导。日常性的语言诱导，指的是父母经常对胎儿讲一些日常用语；系统性的语言诱导，指的是有选择、有层次地给胎儿听一些简单的儿歌等。

营养链条

【姜葱清炖牛肉汤】

做法：牛肉洗净切成大块，放入开水中去血去腥，捞起；牛肉、葱姜放入锅内，加水，大火烧开，转小火熬至牛肉熟透，加盐即成。

特点：牛肉强筋健骨，滋养脾胃，有助于增强孕妇的体力，也能促进胎儿发育成熟。

特别提示

为了提高睡眠质量，孕妇睡觉时不要蒙头。蒙头睡觉，被子里的氧气会逐渐减少，而二氧化碳逐渐增多，从而导致脑细胞缺氧，令人头晕眼花。

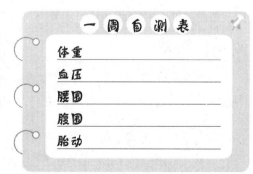

一周自测表

体重

血压

腰围

腹围

胎动

25周时的胎儿

ZHUNMAMABIDUYIRIYIYE

191

准妈妈课堂

这一时期，患有外阴炎和阴道瘙痒的孕妇症状会愈发明显。患有单纯外阴炎可用1：5000高锰酸钾溶液坐浴，局部涂以紫草油或抗生素软膏，如：四环素和金霉素软膏等。为避免患上阴道炎，平时要少用卫生护垫，定期做产前检查。

霉菌性阴道炎表现为小便疼痛，外阴红肿奇痒，白带呈豆腐渣样或片状，患者常因阴道及外阴奇痒而坐立不定，影响工作和睡眠。同时它还会使新生儿感染而患鹅口疮，引起喂食困难。一旦感染此症要及时看医生，使用相应的乳膏或阴道栓剂。

胎教指南

音乐胎教这时可将乐曲增加至2首，交替轮流播放。除此之外，母亲还可以唱儿歌，父母之间可以用亲切的言语交流对大自然的赞美等，这样的胎教每天可进行1~2次，每次5分钟。

营养链条

【卤鲜口蘑】

用料：新鲜口蘑、鸡汤、橄榄油、酱油、白糖、料酒、精盐、味精、葱、姜、水淀粉适量。

做法：口蘑切成片，葱、姜切末，锅里放油，葱末、姜块爆香，再加入酱油、料酒、鸡汤、精盐、味精、白糖；烧开后放入口蘑以小火烧三四分钟，收汁即可。

特点：富含蛋白质、脂肪及多种维生素、微量元素，有利于消化食物，帮助孕妇消除腹胀不适。

特别提示

出现静脉曲张疼痛时，不要按摩静脉血管，这样会对静脉血管造成伤害。

外阴炎与阴道瘙痒

ZHUNMAMABIDUYIRIYE

准妈妈课堂

孕中期容易出现鼻塞、鼻出血现象，准妈妈便误认为感冒，其实并非全部情况都是感冒，大多是由于内分泌系统分泌的多种激素刺激鼻粘膜，使鼻粘膜血管充血肿胀所致。分娩后该现象会随之消失。

鼻塞时，可用热毛巾敷鼻或用蒸气熏鼻。出血时可在鼻孔中塞一小团清洁棉球，捏住鼻翼紧压5～10分钟。如出血过多应及时到医院检查。

胎教指南

母亲的每一个变化都能对腹中的胎儿产生影响。遇到不顺心的事，要克制一下，分散一下注意力，可以听一听音乐，到外面散散步放松下来，头脑就会冷静，这样才能有利于胎儿的发育。

营养链条

【五皮粳米粥】

用料： 白茯苓皮、大腹皮、冬瓜皮各15克，橘皮、生姜皮各10克，粳米100克。

做法： 将上五味药煎水取汁，加入粳米煮成粥，每日2次，温热服。

特点： 适用于妊娠水肿、肥胖、小便不利、腹泻等症。

对话宝宝

不要忽视鼻塞与鼻出血

ZHUNMAMABIDUYIRIYE

腕管综合症

准妈妈课堂

有少数孕妇在妊娠中期感到单侧或双侧手部阵发性疼痛、麻木，有针刺或烧灼的感觉，在过度伸、屈腕关节时症状加重。

这可能是由于孕期中筋膜、肌腱及结缔组织的变化使腕管的软组织变紧而压迫正中神经所造成的，因而取名为"腕管综合症"。手部有水肿时，疼痛、麻木等异常感觉主要累及拇指、食指、中指及小指的侧方，致使手指的精细动作能力丧失，但无其他严重后果，抬高手臂，使手保持适中的位置，可减轻症状，一般无须特殊的治疗。分娩后，症状可逐渐减轻消失，再次妊娠时不一定发生同样现象。

胎教指南

孕妇爽朗的笑声、愉快的谈话声或歌唱声，会引起胎儿的特别注意和精神兴奋。久而久之，胎儿不仅记住了母亲的声音，而且对胎儿的智力发育与心理健康发展有良好的启迪作用。

营养链条

【松仁海带】

用料：松子仁、水发海带丝、鸡汤、盐各少许。

做法：松子仁、水发海带丝洗净，然后将锅置于火上，放入鸡汤、松子仁、海带丝用文火煨热，加盐调味即成。

特点：此菜味清淡，别有风味。松子仁健脾滋阴，海带散结软坚，含碘丰富，通便。适宜孕中期孕妇食用。

特别提示

患有"腕管综合症"的准妈妈，晚上入睡时症状会加重，这时，可以将手指朝上停顿5～10分钟，症状就会有所缓解，或者把手垫高些，也会有一定的作用。

准妈妈课堂

准妈妈要时刻注意调整饮食，控制体重的增长，要使体重的增加在正常范围内。如果不注意营养，整个孕期体重增加少于9公斤，那么出生低体重儿的发生率增加50%，新生儿的死亡率也相对增加。同时缺乏营养，还会导致胎儿出现"兔唇"。但也不能盲目地增加营养，孕期体重增加过多，会造成许多危险的并发症，如慢性高血压、先兆子痫、妊娠糖尿病、肾盂肾炎、血栓症、过期妊娠及胎儿巨大和难产等。尤其是高血压、糖尿病在生产前后所引起的心脏衰竭，更会威胁到产妇及胎儿的生命。

胎教指南

一些武侠打斗、凶杀破案，或描写惊险情节、畸形恋情、鲜血淋淋的"流行"图书，对孕妇也不适宜。这类图书虽能满足部分读者的需要，但它们以刺激感官、追求情节离奇为目的，对广大读者来说，并不是健康的读物。至于诲淫、诲盗的黄色书籍或低级下流的录像、光盘，孕妇更不能染指，因为它们无异于"精神鸦片"。

营养链条

【柠檬鲑鱼】

用料：鲑鱼、柠檬汁、酱油、橄榄油适量。

做法：将柠檬汁、酱油和橄榄油掺在一起搅拌均匀，放入鲑鱼加少许盐和胡椒腌浸约10分钟；用橄榄油将鲑鱼煎熟后盛盘，把腌鱼的汤加热，淋在鲑鱼上即可。

特点：鲑鱼可以稳定血压，同时还可以获得丰富的DHA。

相关链接

单纯地追求营养，使营养过剩，结果会使孕妇出现血压偏高，胎儿过大。我国孕产妇死亡率为0.488‰，其主要原因是妊娠高血压引起的；另一原因是"巨大儿"造成的难产，分娩期延长，引起产后大出血。

营养不良胎儿会「兔唇」

ZHUNMAMABIDUYIRIYIYE

准妈妈课堂

如果准妈妈的体重增长过快，就要加以注意了，要从两方面入手，控制体重的增加：

●注意适当锻炼身体。可以散步、做操，无特殊情况还可以游泳、骑自行车锻炼。

●晚饭适当减少，并减少主食，增加蔬菜和水果的摄入量，因为瓜果中能量少，含有多种维生素。所含的纤维素还能缓解或消除便秘现象，对于减少体内吸收热量也很有利。

胎教指南

准妈妈养成良好的饮食和生活习惯也是胎教内容之一。根据临床的个案显示，若准妈妈怀孕时胃口不好、偏食，或吃饭时间不正常，那么宝宝生出后也会出现偏食、胃口不好及消化吸收不良等情形。此外，如果准妈妈很懒惰，或缺乏思考力及行动力，生活节奏也不规律，那么她生出的孩子也可能像她一样。所以，准妈妈要养成良好的饮食和生活习惯，这有助于培养宝宝日后有一个好的生活习惯。

营养链条

【肉丁馒头】

用料： 面粉1000克，猪肉500克，鲜酵母、猪油、精盐、白糖、味精、面酱、香油、大葱、生姜各适量。

做法： 将面粉倒入盆内，加鲜酵母与清水和成面用，发酵后，揉进25克白糖和10克猪油，反复揉匀后搓条下剂（每个重25克），将猪肉切成小丁，大葱、生姜均切成末，一起放入盆里，加面酱、精盐、味精和香油、拌和均匀，即成为馅儿，把小面剂按扁，包上馅儿，收口朝下，放在笼屉里用旺火蒸20分钟即可。

特点： 鲜软咸香，味美不腻，含有丰富的蛋白质、碳水化合物、多种维生素和矿物质。适合孕中期食用。

准妈妈课堂

怀孕后子宫增大，孕妇肚子也跟着膨胀变大，皮肤下面叫做弹力纤维的这层组织断裂了，薄薄的皮肤可以透出下面的血管，所以会出现一条条淡红色或紫色波浪形的条纹，长1寸到数寸。

分娩后这种条纹会依然存在，但颜色会变为白色，或者有些色素沉着。妊娠时的皮肤条纹不只发生在腹部，有时乳房区及大腿的地方也可发生，也是因为妊娠后局部膨胀而形成的，这种花纹叫做"妊娠纹"，它既不产生任何症状，也不影响孕妇的健康。妊娠纹是不必治疗的，也没有特效的疗法。孕期进行适当的锻炼，可以减少"妊娠纹"的形成。

胎教指南

对于胎教来说，优美的散文、诗歌、童话故事，是应当多读的好书。其中，如冰心、泰戈尔的诗文，特别是优美的世界著名童话故事，如《安徒生童话》、《格林童话》、《木偶奇遇记》、《爱的教育》等以及当代中国著名的童话，都是进行美育的好书。

营养链条

准妈妈可以多食用西红柿。西红柿具有保养皮肤、消除雀斑的功效。它丰富的番茄红素、维生素C是抑制黑色素形成的最好武器。有实验证明，常吃西红柿可以有效减少黑色素形成。

相关链接

由于怀孕期间内分泌的改变，这时肾上腺皮质分泌激素增加，它抑制了纤维母细胞的功能，使构成弹力纤维的成分——弹力纤维蛋白分解、变性，弹力纤维就容易断裂。加上怀孕时增大的子宫撑的力量，腹部等处的弹力纤维就更容易断裂，破坏了正常皮肤的完整性，所以就产生了肚皮上的花纹。

特别提示

西红柿性寒，空腹食用容易造成腹痛。准妈妈还可将面部清洗干净，然后用番茄汁敷面，15~20分钟后洗净。对治疗黄褐斑有很好的疗效。

如何面对「妊娠纹」

ZHUNMAMABIDUYIRIYIYE

197

准妈妈课堂

妊娠 7 个月的孕妇要学会腹式呼吸，这样可以将充足的新鲜空气输送到体内，使在子宫内慢慢变大的宝宝发育正常。

腹式呼吸正确的姿势是：背后靠一小靠垫，把膝盖伸直，全身放松，两手轻轻放在肚子上，然后开始做腹式呼吸，用鼻子吸气，直到肚子膨胀起来；吐气时，口型缩小，慢慢地、有力地坚持到最后，将身体内的空气全部吐出来。

注意，吐气时要比吸气时用力，慢慢地吐。每天做 3 次以上，不仅对胎儿有好处，可以帮助孕妇减轻分娩时的阵痛。这种腹式呼吸可有效提高血氧浓度，使胎儿从血液中获得更多的氧气，有利于胎儿的生长发育；其次，腹式呼吸可放松紧张心理，有助于调节产程的顺利进行。

胎 教 指 南

尽管胎儿的记忆能力非常弱，但是确实存在的。胎儿的记忆力使胎儿能在宫内学习，同时，也证明了胎教的可行性。有些儿童明显地对胎儿期母亲经常接触的事情表现出了极强的接受力，甚至有的人会对胎儿时期的情景保留记忆。

营 养 链 条

【叉烧炒蛋】

用料：叉烧肉、鸡蛋、大葱、盐、料酒、胡椒粉、油适量。

做法：叉烧肉切丁，葱切碎，鸡蛋打散加盐、胡椒粉，油烧热，爆炒叉烧肉，倒入鸡蛋内，加葱花，再烧热油，将鸡蛋一齐倒入，用微火煎至两面金黄，熟透出锅撒上香菜即可。

一 周 自 测 表

体重　＿＿＿＿＿＿＿＿
血压　＿＿＿＿＿＿＿＿
腰围　＿＿＿＿＿＿＿＿
腹围　＿＿＿＿＿＿＿＿
胎动　＿＿＿＿＿＿＿＿

学会腹式呼吸法

ZHUNMAMABIDUYIRIYIE

准妈妈课堂

有哮喘的妇女怀孕后，绝大多数病情与孕前相似。哮喘的轻度或中度发作对胎儿影响不大，但若发作持续 24 小时以上或积极治疗 12 小时以上没有得到缓解，则会造成体内严重缺氧，全身功能紊乱，危及母体和胎儿的健康。

胎教指南

七个月的准妈妈要注意自身的保健，注意养生。同时还要注意活动，进行必要的体育锻炼。此时胎儿的神经进一步发育完善，感觉也更加的敏锐了，父母对胎儿的胎教可适当增加些内容。

营养链条

【陈皮饭豆汤】

将花生米、饭豆各 150 克，陈皮 5 克，红枣 10 颗，共同洗净煮汤，每日服用 1～2 次。此汤健脾益气，可治疗孕妇气滞、妊娠水肿。

对话宝宝

发生哮喘怎么办

ZHUNMAMABIDUYIRIYIYE

199

如何预防和治疗哮喘

准妈妈课堂

在妊娠期要注意避免哮喘发作，减少接触引起发作的因素，消除紧张情绪，积极休息。如果哮喘发作，仍可使用孕前较有效的药物，例如，氨茶碱、麻黄素、异丙肾上腺素气雾剂、舒喘灵气雾剂等，但要避免使用含碘剂的药物，这类药可造成胎儿甲状腺肿或甲状腺功能减退。对一般的发作，最初可用舒喘灵气雾剂，这种药对全身的作用较弱，但心功能不全及高血压患者慎用。也可口服氨茶碱或麻黄素。至于肾上腺素，严重高血压、心律不齐者忌用，而且在妊娠早期和晚期，对胎儿均会产生不良影响。

营养链条

【姜桂茯苓饼】

用料：干姜、肉桂各 3 克，茯苓 30 克，面粉、白糖适量。

做法：干姜、肉桂、茯苓碾为末，加白糖、面粉和匀，加水揉面团做饼，上笼蒸熟，每日服 15～20 克。

特点：适用于肾虚妊娠水肿的孕妇食用。

特别提示

有些孕妇体表无水肿，但体重突然增加，这多半显示出体内水分大量蓄积，可想到是隐性水肿。

对话宝宝

准妈妈课堂

妊娠期，由于生理变化和心理变化，准妈妈们都有心情烦闷、焦虑、不安的不良情绪，如何才能摆脱呢？您不妨尝试以下几种方法：

● 告诫法　经常告诉自己不要生气，不要着急，要知道宝宝正在看着她（他）的妈妈呢。

● 转移法　离开使你不愉快的环境，通过一些你所喜欢的娱乐方式。如：听音乐、看画册、郊游等，使你的情绪由焦虑转向欢乐。

● 释放法　可以通过写日记，给好朋友写信，或向亲密的朋友述说自己的处境和感情，使烦恼烟消云散，得到令人满意的"释放"效果。

● 社交法　广交朋友，尤其是与一些乐观向上的人交往，充分享受友情的欢乐，从而使自己的情绪得到积极的感染，从中得到满足和快慰。

胎教指南

胎儿容易听到爸爸的呼吸，准爸爸每天都应定时，最好是临睡觉前同胎儿对话，呼唤胎儿，为胎儿哼唱一曲，或讲个小故事给胎儿听，这对胎儿的正常发育是大有益处的。

营养链条

金针菜有安神的作用，常常用来防治神经衰弱和头胀等病症，准妈妈可经常将金针菜与肉、蛋炒后一起食用，这对胎儿的发育会有很大的帮助的。

对话宝宝

摆脱不良情绪的方法

ZHUNMAMABIDUYIRIYIYE

保证充足的睡眠

准妈妈课堂

只有保证良好的高质量的睡眠，才能使胎儿正常地发育。准妈妈应该摸索出一套适合自己、能够帮助自己入睡的好方法。一天 8 小时是人们的正常睡眠时间，而孕妇因为身体各方面的变化，容易感到疲劳，睡眠时间应比平时多 1 小时，最低不能少于 8 小时。每天最好再睡个午觉，但不要超过 2 小时，以免影响晚上的睡眠。

如果晚上无法入睡，你可以睡前翻几页轻松的杂志或者小说，做做缓和的松弛运动，洗个温水澡，给自己多加一个枕头等。同时不要睡过软的床，以免翻身困难，影响睡眠。

胎教指南

胎教音乐要具有科学性、知识性和艺术性。不能违背孕妇和胎儿的生理心理特点，也不能刻板地灌输正规理论，要在寓教于乐的环境中达到胎教的目的。

营养链条

【豉椒贵妃蚌】

用料：贵妃蚌、豆豉适量，红椒粒、蒜肉、葱粒、盐、糖、麻油、胡椒粉各少许。

做法：1. 贵妃蚌取出内脏，洗净滴干水分，排在碟上。

2. 蒜、豆豉剁碎，用油慢火爆香，加入调味料拌匀，淋在贵妃蚌上，撒上葱粒，隔水蒸 5 分钟取出，去汁，淋上少许滚油即可趁热食。

特点：贵妃蚌肉质鲜甜，含蛋白质及丰富的钙质，对孕妇及胎儿都很有帮助，而且蚌肉更有清热、解毒和止渴的作用。

特别提示

七个月以后要坚持做妊娠操。不用刻意去找时间做，可以在就寝前在床上做适度锻炼。形成习惯后，还会促进睡眠。但要记住：要在全身放松下进行练习。

准妈妈课堂

清凉油或风油精具有爽神止痒和轻度的消炎退肿作用，可用于防治头痛、头昏、蚊子叮咬、毒虫咬、皮肤瘙痒和轻度的烧伤、煤油烫伤。中暑引起腹痛时，清凉油加温开水内服，可止腹痛；伤风感冒时，用点清凉油涂在鼻腔内，可减轻鼻塞不通症状。但对孕妇来说，涂上提神药物会影响优生。这是因为，清凉油中含有樟脑、薄荷、桉叶油等成分，可以穿过胎盘屏障，影响胎儿发育，严重的可导致畸胎、死胎或流产，所以孕妇最好不用此类药物来提神，调整睡眠才是最好的办法。

营养链条

【糯米甜藕】

用料：干荷叶、糯米、藕、白糖、青梅适量。

做法：将洗净的藕从一端切断大约2~3厘米长，再将糯米洗净后装进每个藕眼里，筷子捅实后用竹签把藕节连上，然后把藕放在开水锅里煮大约40分钟（上铺荷叶）后取出，在炒锅里放入清水并放入白糖熬成糖汁，青梅切成小粒，而后将藕皮刮去，藕切成片后放入盘中浇上蜜汁，撒上青梅即成。

特点：甜润清香，黏而不腻，具有补中益气的功效，适合消化不良、食欲不佳的孕妇食用。

对话宝宝

清凉油、风油精对胎儿的影响

准妈妈课堂

瑜伽运动可减轻因压力所导致的不适，也可增进准妈妈和未出世的宝宝的健康。大部分练习瑜伽的女性都发觉它可使生产比较容易并使产程缩短。此外，怀孕期间做冥想也是很好的，但若感觉有任何痛楚或不适，应立刻停止。

胎教指南

我国古代已开始重视胎教，祖国医学强调，胎教要注意以下方面：

- 调情志　重视准妈妈的情绪变化，以利于胎儿的发育。
- 忌房事　减少外界的刺激，确保胎儿在宫内的平安。
- 适劳逸　孕期不可过度贪图安逸，要适当进行运动。
- 慎寒温　注重季节变化，以防止准妈妈染病。
- 戒生冷　不要随意饮食，戒除生冷食物。

营养链条

【糖醋排骨】

用料：排骨、油、酱油、酒、白糖、盐、醋、面粉、淀粉适量。

做法：排骨切块，酒、盐、淀粉、面粉等拌匀，余料加水调汁待用。油烧至六成热，将排骨放入炸 2 分钟捞出，等油锅热至九成再炸 1 分钟捞出，油倒出，留底油，倒入糖醋汁，等汁浓倒入排骨翻炒几下即成。

特点：排骨酥烂，糖醋口味鲜香无比。

对话宝宝

准妈妈课堂

研究发现：铜含量低极易导致胎膜变薄，脆性增加，弹性和韧性降低，从而发生胎膜早破。胎膜早破对胎儿非常不利：

- 可引起早产。
- 胎膜早破可直接导致胎儿子宫内缺氧。这是因为胎膜破裂羊水流尽后，子宫收缩直接作用于胎儿，易引起胎儿缺氧，如果胎膜破裂时间较长，胎膜绒毛发生炎症，也极易导致胎儿窘迫。
- 胎膜早破还可增加新生儿感染的机会，破膜时间越长，胎儿越容易感染，出生后最常见的感染为肺炎。
- 胎膜早破可导致体重低，影响胎儿正常发育。

胎教指南

日常生活中，准妈妈胎教可信手拈来，在梳头时要从头顶的穴位处开始，用力不可太猛，边梳头边按摩头发，边数数给胎儿听，经常坚持，会把你的意念通过思维传递给胎儿。

营养链条

【桔皮姜汤】

用料：桔皮、嫩姜适量。

做法：新鲜桔皮洗净，用刀刮去内层的膜，切细丝备用。嫩姜洗净切细丝。将姜丝加两碗水煮，大火开后转小火，约煮5分钟，再放入桔皮煮20秒，即可熄火。当茶饮用。

特点：舒肝、解郁、止痛。可改善妊娠情绪不佳造成的腹痛。

相关链接

含铜量高的食物有肝、豆类、海产类、贝壳类水产品、蔬菜、水果等。

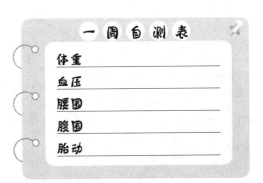

一周自测表

体重

血压

腰围

腹围

胎动

准妈妈课堂

孕妇此时行动不很灵便，外出不宜行走过多，每次不应超过1000米，行走速度不宜过快，更不能穿高跟鞋。购物时要分次购买，一次不要买太多，一般情况下以不超过5000克为宜。不要在城市人流高峰时出去挤公共汽车，不宜到人群过于拥挤的市场去。气候恶劣时不要外出。

胎教指南

准妈妈必听的胎教乐曲：

普罗科菲耶夫的《彼得与狼》；德沃夏克的e小调第九交响曲《自新大陆》第二乐章——淡淡的悲伤与思乡（入睡）；约沃森《杜鹃圆舞曲》——醒时；格里格的《培尔·金特》组曲中《在山魔王的宫殿里》；感受力度与节奏以及罗伯特·舒曼《梦幻曲》——梦幻的国度。

营养链条

【玻璃肉】

用料：瘦肉、菜油、面粉、鸡蛋、淀粉、香油、糖适量。

做法：1. 把猪肉切成条，放进鸡蛋、淀粉、面粉拌匀。

2. 锅内放油烧热，放入肉条，炸至金黄色捞出。锅内放香油烧热，加入白糖，用微火熬到起泡，可以拉丝时，将炸好的肉条放入，迅速搅一下，即盛盘中，待稍凉，外皮光亮酥脆即成。

特点：富含蛋白质等多种营养素，是妊娠贫血患者的保健菜肴。

对话宝宝

外出时要格外注意

ZHUNMAMABIDUYIRIYE

准妈妈课堂

如果准妈妈出现焦虑、抑郁等症状，要考虑到胎儿的安全问题，一般不主张药物治疗，专业建议宜采用心理疗法。如倾听、支持、保证及解释、教育、鼓励、暗示等一般性心理治疗。如果孕妇的情绪与行为障碍较重，可到精神科或心理咨询门诊去进行特殊的心理治疗。由于准妈妈出现心理问题对宝宝的发育极为不利，因此要格外引起家属的注意，同时帮助疏导和治疗。

胎教指南

胎儿已经具备了语言学习的能力。根据胎儿的这种潜在能力，只要母亲不失时机地对胎儿进行认真、耐心的语言训练，那么胎儿出生后在听力、记忆力、观察力、思维能力和语言表达能力等方面将会大大超过未经语言训练的孩子。

营养链条

【枣仁粥】

用料：大米、酸枣仁 60 克。

做法：将酸枣仁炒熟，放入锅内煎熬，取汁去渣备用。将大米淘洗干净，放入锅内再把酸枣仁汁倒入，将粥煮烂，每日 3 次，每次食粥 1 小碗。

特点：此粥有养阴、补心、安神的功效，适用于心脾两虚的心烦失眠等症。

对活宝宝

如何缓解焦虑、抑郁

ZHUNMAMABIDUYIRIYIYE

胎儿窘迫的原因

准妈妈课堂

胎儿窘迫是胎儿出现的缺氧状态。胎儿在子宫内缺氧是一种危险状态，造成这种状态的原因是多方面的，如胎儿不正常、脐带打结、绕颈、脐带脱垂等；胎盘出现异常；孕妇患严重的妊娠合并症使胎盘功能减退，继而引起胎盘缺氧。

胎教指南

丈夫要注意的细节：无论你有多忙，在妻子剩下不多的妊娠时间里，请坚持和她一起做胎教。你不仅要参与，还要帮妻子安排好胎教节奏，在妻子过分热衷时要适时制止，把握时间的长短和强度，并随时提醒妻子注意胎儿的反应。在妻子打退堂鼓时，要耐心与她沟通，或者与她逗逗乐，一起做做胎教游戏，通过对妻子的爱心来影响胎儿。

营养链条

【芝麻肉蛋卷】

用料：猪肉、鸡蛋（3个）、白芝麻、精盐、酱油、味精、葱、姜、面粉糊、淀粉、熟猪油、料酒各适量。

做法：将葱、姜、肉切成碎末放入碗里，加入味精、料酒、酱油、鸡蛋1个，搅匀上劲成肉馅，再把其余的2个鸡蛋打散在小碗里，加上水淀粉、精盐，放进锅里摊成3张鸡蛋皮，把蛋皮放在案上铺开，把肉馅放在上面，卷成条形蛋皮肉卷后封口，外面抹上面糊并蘸上芝麻；锅里放入猪油烧至六分热，投入蛋皮肉卷炸至金黄色捞出，切成段块即可食用。

特点：可以帮助孕妇健脾助消化，消除积滞和腹胀。

相关链接

宫内发育受限的胎儿经常伴有慢性缺氧：12小时内胎动少于10次，则为宫内缺氧信号。妊娠28周以后，孕妇体重连续2周未见增加反而减轻，子宫增长速度达不到孕周应有的高度，也应警惕有发育受限的可能。

准妈妈课堂

妊娠期准妈妈可以通过适量的运动，保持肌肉良好的弹性，这样可以减少腰背部的劳累，还应该睡结实平坦的床铺，不要睡沙发等较柔软的床铺。鞋子要以松紧适度的平跟鞋为宜，高跟鞋会令人身体前倾，加重腰痛。做家务时不要用腰部受累，捡东西时，蹲下并缓慢站起来。如准妈妈腰痛得厉害，可用热水袋局部热敷，这样可以缓解症状，一般生产后，症状即可逐渐消失。

胎教指南

- 约翰·施特劳斯《维也纳森林的故事》——穿越绿色的森林。
- 贝多芬的F大调第六交响曲《田园》——到自然中呼吸新鲜空气。
- 老约翰·施特劳斯《拉德斯基进行曲》——感受强烈的节奏。
- 维瓦尔第第四小提琴协奏曲《四季》——《春》。

营养链条

【什锦炖菜】

用料：圆白菜、土豆、西红柿、花椒、葱、精盐、味精适量。

做法：将土豆切成厚片，圆白菜、西红柿改刀；锅内放油，葱、花椒爆锅，放入土豆、西红柿加水炖开改小火，待土豆熟时，放入圆白菜、精盐、味精，炖熟即可食用。

特点：色泽鲜艳，味美可口，营养丰富。

特别提示

圆白菜虽然营养丰富，清淡适口，但不易清洗，如果洗不彻底，会有残留农药，所以食用前最好将圆白菜掰开清洗。

如何缓解腰背痛

ZHUNMAMABIDUYIRIYIYE

准妈妈课堂

足月胎儿的脐带平均长度为 50～60 厘米，过长易绕胎颈和胎体，影响胎儿正常发育；过短则可影响胎儿娩出或分娩时引起胎盘早期剥离。一般认为，28 周左右，脐带就能达到足月的长度了。

脐带绕颈是胎儿分娩时常见的情况，大多数不会发生问题，只有少数孕妇在分娩时因胎儿逐渐下降，使脐带相对变短且绷得过紧，影响血液循环，造成胎儿窘迫。偶尔也有脐带打结的现象，这由于胎体被脐带缠绕，后又穿越绕身的脐带圈而形成，发现脐带绕颈后，不一定要剖宫产，只有胎头不下降或胎儿有明显异常（胎儿窘迫）时，才考虑动手术。

胎教指南

在妊娠后期，因接近临产，孕妇会有些急躁，这时期可多听些摇篮曲、幼儿歌曲，以增加母爱，使孕妇感到为人之母的幸福。例如：勃拉姆斯的《摇篮曲》，这类歌充满母爱，充满做母亲的自豪感，语言优美，旋律轻柔，是孕妇和胎儿都能接受的。

营养链条

【翠衣糖片】

取厚西瓜皮，削去外硬皮后切片，加白糖、葱丝、姜末、盐，放入瓷盆，加水一杯，上笼蒸熟，凉后撒上香油。可生津止渴，利尿导湿。

对活宝宝

脐带过长的危害

ZHUNMAMABIDUYIRIYIE

准妈妈课堂

这时的准妈妈腹部已相当大了，行动已显笨拙，子宫底在脐上三指，高约22～23厘米。随着子宫的增大，腹部、肠、胃、膀胱，受到轻度压迫，常感到胃口不适，有尿频的感觉。经常腰背及下肢酸痛，乳晕、脐部及外阴色素加深，在仰卧时感到不舒服。

胎教指南

悦耳怡人的音响效果能激起母亲植物神经系统的活动。植物神经系统控制着内分泌腺使其分泌出许多激素，这些激素经过血液循环进入胎盘，使胎盘的血液成分发生变化，从而激发胎儿大脑及各系统的功能活动。

营养链条

【陈皮木香烧酒】

用料：陈皮、木香、猪瘦肉适量。

做法：陈皮、木香焙脆研末；锅内放油烧热，放入猪肉片炒片刻，放清水烧熟，将熟时放陈皮、木香末、食盐搅匀。食肉喝汤。

特点：舒肝解郁止痛，适用于气郁之妊娠腹痛。

对活宝宝

妊娠七个月的准妈妈

ZHUNMAMABIDUYIRIYIYE

满七个月时的胎儿

准妈妈课堂

　　满七个月的胎儿身长约 300～350 毫米，体重约 1000 克。这时的胎儿皮下脂肪增多，皮肤皱纹消失，皮脂形成。重要的神经中枢，如呼吸、吞咽、体温调节等已发育完备。肺表明活性物质开始分泌，可进行呼吸，如此时出生采取妥善措施可以存活，但死亡率极高。

胎教指南

　　音乐能使孕妇心旷神怡，浮想联翩，从而使其情绪达到最佳状态，并通过神经系统将这一信息传递给腹中的胎儿，使其深受感染，同时安静、悠闲的音乐节奏可以给胎儿创造一个平静的环境，使躁动不安的胎儿安静下来，使他朦胧地意识到世界是多么和谐、多么美好。

营养链条

　　【溜松花】

　　用料：松花蛋 3 个，荸荠、韭黄各 50 克，笋片、木耳适量，酱油、料酒、面粉、湿淀粉、干淀粉、盐、醋、白糖、葱、蒜少许。

　　做法：松花蛋切块，韭菜切段，笋片、木耳切丝，荸荠切片，松花蛋滚面粉下油锅炸，锅内留油，煸炸荸荠、韭菜、笋片、木耳，加上调料及少许高汤，用淀粉勾芡，倒入松花蛋，淋上香油即可。

特别提示

　　明天是第 4 次产前检查，准妈妈应再查一次血红蛋白，如果含量低，应予以纠正。你与丈夫还需测查一下双方的血型，如果血型不和，要定期做血清抗体效价测定。

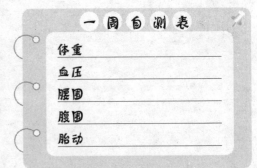

一 周 自 测 表

体重 _____
血压 _____
腰围 _____
腹围 _____
胎动 _____

本月要记

第八个月：

·三餐炊食尽可能坐在椅子上

·禁止爬上不稳定的桌椅，上下楼梯应特别注意

·做好产前体操，以运动气血

·练习生产动作

·避免过于疲劳，预防早产

·本月每两周产前检查一次

准妈妈课堂

准妈妈这时已怀孕满七个月了，到了第4次产前检查的日子。准妈妈开始进入围生期（孕28周至产后7天），进入这个时期的胎儿称为围生儿。这时许多准妈妈都会因为胎儿胎位不正而焦虑，其实，大部分的胎儿都会自然调转过来的。极个别的胎儿没有达到理想的胎位，准妈妈也不要担心，还有许多适合的生产方式，相信你的宝宝一定会顺利出生的。

营养链条

【芹菜叶汤】

用料：嫩芹菜叶200克。

做法：1. 芹菜叶洗净备用。

2. 锅内倒入植物油烧热，下葱花炝锅后，加入芹菜叶、姜末，稍加翻炒，倒入清水，煮开后放盐、香油、味精即可。

特点：芹菜具有降低血压之功效，适合妊高症孕妇食用。

贴化验单处

第四次产前检查

ZHUNMAMABIDUYIRIYIYE

准妈妈课堂

　　胎儿日渐成形，准妈妈对胎儿的想象也越来越具体，同时也会担心他们的生长状况是否正常。目前，对胎儿成熟的检查方法，有以下几种：

　　●临床判定　根据末次月经、早孕反应、胎动出现时间来推算胎龄。测量耻骨上子宫长度及腰围，体重在 3000 克以上表明胎儿已成熟，胎体重（克）＝子宫长度（厘米）×腹围（厘米）＋200。

　　●B 超测量胎头双顶径　胎盘Ⅱ～Ⅲ级，胎儿双顶径大于 8.5 厘米，股骨长度大于 7.5 厘米，表明胎儿已成熟。

　　●羊水检查　检查羊水中卵磷脂的比值与鞘磷脂的比值，可知道胎儿肺是否发育成熟。

　　检测羊水中肌酐值、胆红素类物质值、淀粉酶值、含脂肪细胞出现率，可知道胎儿肝、肾、唾液腺和皮肤是否发育成熟。

胎教指南

　　怀孕 7 个月，胎儿听觉系统发育已基本完成，胎儿已能听到母体内外的各种声音，近几年来，人们对胎儿听觉机能的研究越来越重视。因此，孕期经常和胎儿对话，播放一些轻松、愉快、旋律优美的音乐，给胎儿创造一个安宁、合适的环境，这对胎儿的发育将产生积极的影响。

营养链条

　　【赤小豆煲鲤鱼】

　　赤小豆约 90 克，鲤鱼 300～500 克，用沙锅煲烂后食用。可治疗孕妇水肿，达到安胎的作用，亦可治疗产后乳汁不足。

对话宝宝

准妈妈课堂

胎盘具有气体交换、供应营养、排泄废物、防御及内分泌的五大功能。胎儿通过脐带与胎盘相联系，获取母体血液中的氧和营养素，并排除二氧化碳等废物，胎盘能够把母体内的大部分细菌阻止在外，使之不能进入胎盘内，更不能进入胎体。但是，胎盘的抗菌功能是有限的，它无法阻止比病菌更小的病毒进入胎体，对胎儿来说，病毒具有致命的危害，流感、风疹、肝炎病毒都可顺利地通过胎盘进入胎体；酒精、尼古丁、麻醉剂及其他人工毒物也可经胎盘，侵入胎体，毒害胎儿。

胎教指南

孕妇本人或丈夫用手在孕妇的腹壁上轻轻抚摩，引起胎儿触觉上的刺激，促进胎儿感觉神经及大脑的发育，称为抚摩胎教。研究表明，胎儿体表很大部分表层细胞已经具有接受信息的初步能力，并且通过触觉神经来感受母体外的刺激，而且反应逐渐灵敏。

营养链条

【梅汁莲藕】

用料：莲藕、红辣椒、糖、紫苏梅、醋、梅汁适量。

做法：莲藕去皮，切成薄片，置于冷水中备用，红辣椒切丝；莲藕用热水汆烫，然后浸泡在冷开水中约30分钟，捞起后沥干；加入糖、梅汁、红辣椒、醋等调料，腌浸约30分钟后即可食用。

特点：莲藕中含有丰富的钾，它可以代谢体内的钠，还有效地将体内多余水分带走，起到消肿的功效。

特别提示

出现静脉曲张疼痛时，不要按摩静脉血管，这样会对静脉血管造成损伤。

胎儿发育缓慢的原因

ZHUNMAMABIDUYIRIYIYE

如
何
锻
炼
会
阴
及
盆
底
肌
肉

准妈妈课堂

为保持会阴及盆底肌肉活力,在孕 8 月,可采取以下方法:

● 有意识地向内紧缩肛门,每天坚持两次 10 分钟左右的练习,每次收缩以 30 次为宜,提肛的同时,阴道及阴道周围的小肌肉的节制及调控机能也得到了强化。

● 仰卧屈髋屈膝,尽量使足跟触及会阴部,反复几十次。

● 仰卧屈髋屈膝,同时向左右侧转体,尽量使弯曲的大小腿接触床面,反复多次。

● 顶臀练习,屈小腿仰卧,然后将臀部及身体顶起再放下,反复几十次。

以上动作交替做,请你坚持下去,同时,要以身体不疲劳为原则。

胎教指南

影视作品往往故弄玄虚,弄些稀奇古怪的幻想,虽然明知是演戏,但恐怖凶惨的镜头,看后往往留在脑海里,甚至因为深刻的印象而难以入眠。女性想像力丰富,特别在孕期,往往把幻境与事实混淆,自己吓唬自己,这种恐怖的景象对胎儿有很大的影响。怀孕期间最好避免这类东西。

营养链条

早餐:豆浆 250 毫升,馒头 50 克,鸡蛋 1 个,白糖 10 克。

午餐:糕点 150 克,挂面或汤面 50 克,肉丝炒芹菜、百叶丝拌白菜。

晚餐:米饭 20 克,猪肉烧海带白菜,小白菜豆腐汤。

对活宝宝

准妈妈课堂

胎儿在子宫内的位置叫胎位，正常的胎位是枕前位，即屈膝倒坐，臀部在上，胎头朝下，面向脊椎，下颌紧贴胸。不正常的胎位有以下几种：

- 臀位　头朝上，臀朝下。
- 横位　胎体横在子宫里，胎头在子宫一侧。
- 枕后位　头部在下，背向脊椎。
- 额位　头部在下，胎头仰伸。
- 面位　头部在下，抬头后仰，胎先露为面部。

胎教指南

文学是一种充满感性色彩的艺术，孕妇读了能激发爱子之情。准妈妈可慢慢吟诵朱自清的《荷塘月色》，那优美的意境、宁静的情韵，不仅会起到摆脱烦恼情绪、改善精神状态、促进身体平衡的作用，还能优化胎内环境，使胎儿出生后性格良好、情绪稳定。

营养链条

【归参炖母鸡】

用料：当归、党参、母鸡、料酒、盐、味精、葱、姜各适量。

做法：母鸡洗净，除去内脏，将当归党、参放入鸡腹内，置于砂锅中，加葱、食盐、生姜、料酒、清水适量，放火上炖烂，吃肉喝汤。

特点：有补血壮体之功效，适用于肝脾血虚、慢性肝炎及各种贫血。

相关链接

软产道包括子宫、子宫颈、阴道及外阴等。常见的软产道异常有子宫畸形、子宫肌瘤、子宫颈肌瘤、子宫颈水肿、阴道横隔或纵隔、外阴严重水肿或瘢痕等，均可能阻碍胎儿通过。另外，位于盆腔的卵巢囊肿也可能阻塞产道，应在行剖宫术时剔除肿瘤。

胎儿的不同胎位

ZHUNMAMABIDUYIRIYE

219

准妈妈课堂

怀孕 8 个月时，孕妇的肚子会膨胀很大，腰痛、身体懒得动弹，性欲也随之减退。这时对于丈夫来说，是应该忍耐的时期，只限于温柔地拥抱和亲吻，禁止具有强烈刺激的行为。

男人在太太怀孕期间，如果身体状况不许可，采取拥抱、爱抚等方式，也可以感受到彼此浓浓的爱意与互相的需要，一样尽"性"。只要双方都能敞开心胸，接受对方，任由对方触摸自己的身体，并信任对方，增加沟通的机会，这样对增进两个人的亲密关系很有帮助。

胎教指南

孕妇情绪不稳，性格急躁，胎动频繁不安者，宜选择那些缓慢柔和、轻盈安详的乐曲，如二胡曲《二泉映月》、古筝曲《渔舟唱晚》、民族管弦乐曲《春江花月夜》等。这些乐曲柔和平缓，并带有诗情画意，可使孕妇及胎儿逐渐趋于安定状态，并有益于母胎的身心朝健康的方向发展。

营养链条

【姜丝牛肉片】

用料：牛肉片、姜丝、蒜末、酱油、沙拉油、太白粉、米酒、麻油适量。

做法：将牛肉用调味料腌制约 20 分钟；起锅入油，待油热后以大火炒牛肉片，牛肉熟后即可起锅。将牛肉丝与嫩姜丝一起拌匀食用。

特点：牛肉富含铁质、有预防治疗贫血的作用。

相关链接

形成巨大儿的原因：

● 做父母的身材较高大，遗传的结果在儿女身上也会体现出来。

● 孕妇患有糖尿病，尤其是患有隐性糖尿病，使胎儿的血糖持续增高，刺激胎儿胰腺分泌过多的胰岛素，这就使脂肪、蛋白质和糖原在胎儿体内蓄积过多，使胎儿长得大而肥胖，形成巨大儿。

八个月要禁止性生活

ZHUNMAMABIDUYIRIYIYE

220

准妈妈课堂

胎儿体重超过 4000 克，称为巨大儿。巨大儿给产妇和医生增加了很多烦恼，有的甚至发生危及生命的严重后果——难产。

产妇生产时，如果胎儿过大，生产会很困难，造成产程太长，胎儿的心跳慢了，有窒息现象，医生只好动手术，用产钳将小生命从阴道里拉出来，这样就会影响产妇子宫收缩，出血也较多，产妇身体康复就会比较慢。胎儿因为窒息，很容易颅内出血。这类婴儿往往容易吐奶，从而引起出生后体重减轻。产妇不能及时给胎儿哺乳，会造成乳胀、乳腺管不通畅，发生硬块，甚至红肿、疼痛，容易引起乳腺炎。

胎教指南

孕妇性格忧郁迟缓，胎动较弱，则宜选择一些轻松活泼、节奏感强的乐曲，如《春天来了》、《江南好》、《步步高》及奥地利作曲家约翰·斯特劳斯的《春之声圆舞曲》等，这些乐曲旋律轻盈优雅，曲调优美酣畅，起伏跳跃，节奏感强，既可以使孕妇振奋精神、解除忧虑，又可以给腹中的胎儿增添生命的活力。

营养链条

【软烧仔鸡】

用料：仔公鸡两只（200 克左右），葱、姜、盐、料酒、桂皮、八角、酱油、花椒、普通汤、味精适量。

做法：仔公鸡洗净，凉水下锅，加入调料，慢火焖至熟烂，也可加入红枣、桂圆等。

特点：口感鲜美，营养丰富。

一周自测表

体重 _____
血压 _____
腰围 _____
腹围 _____
胎动 _____

生产巨大儿的危害

ZHUNMAMABIDUYIRIYIYE

221

注意羊水的变化

准妈妈课堂

羊水是由孕妇血清经羊膜渗透到羊膜腔内的液体及胎儿尿液所组成。它有保护胎儿免受挤压、防止胎体粘连、保持子宫腔内恒温恒压的作用。羊水随着怀孕月份的增加而增多，怀孕4个月时可达350毫升，到7个月时达最高值，为1000～2000毫升，到足月时羊水量约800毫升左右。

如果羊水量超过了2000毫升，称为羊水过多症。这种病在孕妇中发病率为1%～2%，羊水过多症又可以分为急性和慢性两种，在孕妇中，以慢性羊水过多较为常见。羊水过多的孕妇中有18%～20%的胎儿有畸形。

无论是羊水过多还是羊水过少都会影响胎儿的发育和母体的健康。

如发现羊水量异常，应及时到医院就诊，请妇科医生予以对症治疗。

胎教指南

我们不能忽视文学对胎教的作用。文学和音乐一样，容易对人的情绪产生影响，将优雅的文学作品以柔和的语言传达给胎儿，是培养孩子的想像力、独创性以及进取精神的最好的教材。让胎儿与母亲一起感受文学的趣味，培养艺术的情感，增进大脑的发育吧。

营养链条

【赤豆苡仁粥】

赤小豆50克、薏苡仁30克、粳米100克。加水煮成粥食用，每日1次。可减轻妊娠水肿。

对话宝宝

准妈妈课堂

羊水过多的危害是：

● 急性羊水过多会使孕妇子宫迅速过度膨胀，引起腹痛、腹胀不适；压迫心脏、肺，可引起心慌、气短、不能平卧等；压迫下肢静脉可出现下肢、外阴水肿及腹水。

● 孕妇在临产时子宫过度膨胀会导致子宫收缩无力而引起难产。

● 胎儿频繁活动于过多的羊水中有时可引起胎位异常。

● 子宫过度膨胀或羊水压力不均，易发生胎膜早破而引起早产。

● 羊水急剧流出可引起胎盘早期剥离及脐带脱垂。

● 产后由于子宫收缩力差而易发生分娩后出血。

● 常合并胎儿畸形，其中以无脑儿、脊柱裂等神经管畸形为多。

胎教指南

胎儿的性格也有内向和外向之分，一般来说，有胎动表示此时胎儿是醒着的，因此，做音乐胎教时，以胎儿醒着的时候效果为佳。

营养链条

【萝卜炖羊肉】

用料：羊肉、萝卜、生姜、香菜、食盐、胡椒、醋各适量。

做法：羊肉切成2厘米见方的小块，萝卜切成3厘米见方的小块，香菜切断，将羊肉、生姜、食盐放入锅内，加入适量的水，大火烧开后，改用文火煎熬1小时，再放入萝卜块煮熟，加香菜、胡椒即成。

特点：适用于消化不良等症，且味道鲜美，可增加食欲。

特别提示

羊水过多原因尚不明了。所以孕妇一旦发现腹部增大明显时，应马上去医院检查，以明确是否为羊水过多，胎儿有无畸形及有无其他并发症，若胎儿畸形，应尽早终止妊娠。若胎儿正常，可根据羊水多少，给予适当治疗，并注意避免羊膜早破。

羊水过多的危害

羊
水
过
少
的
危
害

准妈妈课堂

羊水量少于300毫升为羊水过少。量少时仅有数毫升，此时胎儿皮肤与羊膜紧贴，几乎无空隙存在，B超检查时可见羊水水平段小于3毫米。

羊水过少对孕妇影响较小，对胎儿威胁较大。常见于胎儿泌尿系统异常，如先天肾缺、肾脏发育不全等。孕晚期常与过期妊娠、胎盘功能不全同时存在。在证实羊水过少时应警惕有无胎儿畸形、胎儿缺氧和胎盘功能不全的表现。若无胎儿畸形，孕妇应密切注意胎动变化，并随诊子宫增长情况及B超检查羊水水平段，必要时应连续做胎盘功能测定，及时了解有无胎儿缺氧情况，如随诊血或尿、胎心监护等。一旦发现异常情况应考虑剖腹产，使胎儿尽快娩出，以保证胎儿安全。

胎教指南

有些孕妈妈做过一段时间胎教之后，就没有耐性了，热情降低，或半途而废。这样，胎教自然不会成功，胎教要持之以恒。如果自己没有耐性，怕坚持不下来，可请丈夫帮忙，让丈夫时时提醒自己，鼓励自己。

营养链条

清香的银耳汤一直是人们滋补的汤类，这里需要提醒你的是，最好不要喝隔夜的银耳汤。银耳中含有较多的硝酸盐类，经煮熟后，如放的时间较长，在细菌分解作用下，硝酸盐碱会还原成亚硝酸盐，人喝了这种银耳汤，亚硝酸盐就会进入血液循环，使人体中正常的血红蛋白氧化成高铁血红蛋白，从而失去带氧的能力，影响人体造血功能。

特别提示

如果羊水过少，孕妇没有严重并发症状，胎儿无畸形，可通过饮水法增加羊水量。方法是2小时之内饮水2000毫升（约4碗水），如仍然达不到正常量，可重复使用饮水法。

准妈妈课堂

正常的胎盘应附着在子宫的前、后及侧壁上，但在某种情况下，胎盘像小帽那样附着在子宫颈内口的上方，这种情况称为前置胎盘。根据前置胎盘的位置，可归为三种类型：完全性（或中央性）前置胎盘；部分性前置胎盘；边缘性或低位性前置胎盘。

妊娠7个月以后，子宫上部肌肉开始收缩，下段肌纤维会被动伸展，但紧附着于子宫下段或子宫颈口上的胎盘不能跟着相应扩张，因此，胎盘前置部分与它附着处发生错位，导致部分胎盘剥离而发生出血。一般来说，前置胎盘不会直接影响胎儿发育，也不一定会威胁胎儿的生命。

胎教指南

联想胎教是通过孕妇的联想产生一种信息传输给胎儿，从而在胎儿身上产生作用的胎教法，它可以融合在其他胎教方法中。比如，准妈妈在欣赏音乐时，可借助旋律，对乐曲所描述的画面展开联想。母亲在阅读文学作品、欣赏绘画作品时，可以开展场景的联想和画面意境的联想。再如，准妈妈在公园散步时，看到蓝天、白云、清水绿地、花鸟鱼虫等景致时，都可以展开带有诗情画意的联想。通过联想，准妈妈把这些意识的信息传递给胎儿，达到对胎儿的影响作用。

营养链条

【鲫鱼蛋羹】

用料： 活鲫鱼1条，鸡蛋4个。麻油、细盐、酱油、味精、葱花、姜末、料酒、肉汤各适量。

做法： 1. 鲫鱼用水洗净，在鱼身两面剞柳叶花刀，用开水将鱼烫过，再将鱼腹内用细盐擦一遍，用洁布揩干，将米酒洒在鱼身上。

2. 鸡蛋加盐、味精、肉汤搅打均匀。将鲫鱼放入蛋汁中，上笼蒸15分钟取出。

3. 用调料调成味汁，入锅烧沸，浇在蒸好的蛋羹上即成。

特点： 鲫鱼味甘性温，有消肿的功效。此菜可补气、利水、消肿、改善妊娠小便不顺畅。

警惕胎盘前置

ZHUNMAMABIDUYIRIYIE

发生前置胎盘怎么办

准妈妈课堂

孕妇一旦发生前置胎盘不要惊恐，要尽快到医院诊治。医生会根据孕妇出血时的妊娠月份、胎儿离开母体后独立生存的能力以及出血量的多少和对母体危害的程度等，权衡利弊，作出决定。如果孕妇出血时间较早，出血量又不太多的话，医生可采取严密监护措施，给予镇静药和止血药，继续妊娠，尽可能增加胎儿出生后的存活能力。如果孕妇大量出血或反复多次出血，胎儿已基本成熟，医生一般会在短时间内终止妊娠。

准妈妈如怀疑为前置胎盘，可采取B超诊断。B超会将胎盘的位置、性质、胎儿的死活等，清楚地显示在荧光屏上，协助医生及时诊断和处理。

胎教指南

欣赏乐曲时，应随乐曲产生美好的联想，对宝宝加以深切的期望和倾注爱，这一点很重要。总之，您希望胎儿听音乐时有怎样的状态、您希望胎儿在听音乐中受到怎样的教益，您就应首先去努力体会音乐，使自己受到教益，只有这样，才有可能使胎儿听到音乐，受到音乐声音的熏染，并且有安详、专注倾听音乐的状态。

营养链条

【黄豆芽蘑菇汤】

用料：黄豆牙250克、鲜蘑菇50克，调料适量。

做法：黄豆芽洗净加水煮20分钟，放入蘑菇片、调料，煮3分钟即食。

特点：可以有效缓解妊娠水肿。

特别提示

孕妇防止前置胎盘的发生，应注意两点：

一是定期产前检查，通过B型超声波诊断仪判断胎盘位置；

二是尽可能少做刮宫术，减少子宫内膜创伤，尽量减少前置胎盘的发生机会。

准妈妈课堂

　　人一生成败，性格起决定作用。性格是幼儿心理发展的一个重要组成部分，它在以后的人生发展中起举足轻重的作用。研究证明：人的性格早在胎儿期就已萌芽，因此，在怀孕期注意胎儿性格方面的培养是十分必要的。胎儿性格的形成离不开生活环境的影响，母亲的子宫是胎儿的第一个环境，小生命在这个环境里的感受将直接影响到性格的形成和发展。

　　为了培养宝宝良好的性格，准爸爸、准妈妈应切切实实地做到：尽力为腹内的小生命创造一个温暖、慈爱、优美的生活环境，使宝宝有一个健康美好的精神世界。

胎教指南

　　孕妇要有博大的胸怀和温文尔雅的修养内涵，语言文明，举止端正，气质清纯。《产孕集》认为：人的资质清纯与混浊，是造成后代智愚善恶差异的起因。孕妇的情操气质典雅与否，对后代的影响很大。因此，孕妇为了孩子的聪颖秀慧，一定要注意加强自己内涵的修养，做到心无邪念，耳无淫声，目无非视，口无妄言，不粗鲁、不暴躁、不鄙俗、不琐碎。

营养链条

　　【山药薏米粥】

　　将山药、薏米、小米适量，15 克去心莲子、10 个大枣、白糖加水同煮成粥，空腹食，可健脾益气。

注意胎儿性格的培养

妊娠30周的准妈妈

ZHUNMAMABIDUYIRIYIYE

准妈妈课堂

准妈妈这时的身体变得非常沉重，特别不喜欢动，这是不可取的。应多多活动活动，但动作要缓慢，因为这时由于腹部大，看不清脚下，一不小心就容易跌倒，步行和上、下楼更要格外小心，一定要踏实了再走；如果感到子宫收缩、腹痛或发胀，要赶紧休息，并保持充足的睡眠，抓紧一切时间休息，以保证自己的精力。

胎教指南

常言道："言为心声。"生活中应避免讲脏话、粗话和吵架，应增加语言、文学的修养，以优美的语言充实、丰富、美化自己的生活。在父母同胎儿对话中，应充分体现关心和爱抚，告诉胎儿大自然的风景变化和眼前的美好景观以及父母对未来生活的憧憬，讲愉快优美的童话故事。

营养链条

【芪归鸡汤】

将60克生黄芪、20克当归、20克党参、15克白芍放入母鸡腹中，加佐料放锅中煮烂，饮汤。此汤营养丰富、补益脾胃。

相关链接

妊娠中后期，孕妇疲劳或着凉时会感到下腹疼痛。这是因为子宫的增大，使其敏感性增强，疲劳和寒冷容易引起子宫收缩，导致腹痛。

特别提示

这段时间肚皮瘙痒有时会加重，这时可以用保湿的洗液轻轻按摩肚皮。手臂、腿、手指、脚趾也会觉得痒，这时不要用手抓挠，越抓越重。

一周自测表

体重

血压

腰围

腹围

胎动

准妈妈课堂

满30周的胎儿主要器官已初步发育完毕，男孩的睾丸开始由腹内向阴囊下降，皮下脂肪开始丰满起来，但皮肤仍有皱纹。听觉神经已经发育完成，对声音也开始有反应了。肌肉逐渐发达起来，活动更加激烈，有时还会用脚踢母亲的子宫壁。此时的准妈妈的骨盆、关节、韧带都开始松弛，耻骨联合呈轻度分离，时常会出现关节疼痛、腰酸。

胎教指南

教胎儿识字：首先可将数字和一些简单易记的文字制成色彩鲜艳的卡片，卡片的文字和底色对比度要大。训练时，母亲应精力集中，一边用手沿着字的轮廓反复描画，一边读音，一边告诉形状、颜色、动物的叫声，反复训练，有助于条件反射的形成，对胎儿智力发展有益。

营养链条

【黄鱼羹】

用料：黄鱼、精肉、韭菜、鸡蛋、各种调料适量。

做法：1. 将黄鱼去头、尾、骨头，留皮加姜片、料酒少许，上笼煮10分钟，取出去小骨、拨碎，肉切丝。

2. 锅内放食油，肉丝下锅煸炒，加料酒、酱油，将鱼肉下锅，加汤水1碗，滚起后加醋、淀粉，最后放打散的鸡蛋、韭菜、生姜末，出锅即成。

特点：此菜味道非常鲜美，营养丰富。

特别提示

由于此时腹部增大，行动不便，为了孕妇的安全，外出购物时要选择人流相对较少的商场或店面，而且要有家人陪同，不要独自外出。

满30周时的胎儿

准妈妈课堂

呼吸操是妊娠期应保持的一种特有的运动。主要目的是帮助孕妇在分娩时减轻疼痛，节省精力，加速产程进展。每天连续做操 3 分钟，躺在床上，安静身心，天气好时可打开窗户，使空气流通。具体做法是：

1. 用鼻子深吸一口气，胸部鼓起，然后张开嘴，慢慢呼出，如此不断交替，在分娩的第 1 产程宫缩期使用此法呼吸。

2. 有节奏地快速吸气、呼气交替进行，大约每 2 秒钟 1 次，不必吸气太深，在宫口开大期强烈宫缩时很有帮助。

3. 屏气：先吸气至尽可能深的程度，屏住气，默念至 10，然后再吐气，经反复练习，屏气时间可达半分钟或更长，在胎儿娩出时应用。

4. 哈气：呼吸节奏加快，大约 1 秒钟呼吸 1 次，嘴半张，在胎儿即将娩出时会有帮助。

胎教指南

进行胎教的乐曲不宜太多、太杂，另外，在决定更换曲目或磁带时，应注意不要过于频繁。一般来说，一首曲子，一盘带子要反复听，天天听，待基本听熟后，再更换其他比较好，这样才能在胎儿的头脑中留下印象，使音乐胎教有可能起到促进胎儿脑和智力发展的作用。

营养链条

【木耳胡萝卜】

用料：水发黑木耳 50 克，胡萝卜 500 克，猪肉 200 克，水发黄花菜 25 克，酱油、葱段、油适量，盐、鸡蛋白、料酒、姜末及蒜末各少许。

做法：把猪肉洗净，剁成肉馅，用调料、鸡蛋白调匀煨上；锅内放油烧至七成熟时，把肉馅下锅，把葱段、精盐、酱油、料酒、木耳、黄花菜、胡萝卜一起入锅，炒至熟透，加入蒜末、味精即可。

特点：此菜四季皆宜，富含维生素 A 与铁质，还能缓解便秘。

准妈妈课堂

妊娠晚期阴道分泌物是不多的，如果孕妇突然感到有液体从阴道流出，湿透内外裤，随后有持续性流水，则是胎膜早破。胎膜早破可以引起早产，胎头未入盆或胎位异常者，可以引起脐带脱垂或胎儿的肢体脱出；羊水流尽后才临产，会使子宫收缩不协调，影响胎盘循环而易使胎儿在宫内缺乏氧气。胎膜破的时间距分娩的时间越长，越容易引起母婴感染。胎膜早破的原因目前仍不完全清楚，但孕妇如在妊娠末期性交或从事重体力劳动，特别是弯腰等加重腹压的活动，都可以引起胎膜早破。异常胎位、双胎、羊水过多的孕妇要特别注意多卧床休息，避免早破膜。一旦发现破水，不要慌张，要马上躺在床上。孕妇在去医院过程中，要躺在担架上，侧卧，避免脐带脱出。

胎教指南

您在孕期应读一些健康的文艺作品，如、《居里夫人》、《长江三月》等，还应该读一些孕妇保健、胎儿婴儿教育、新生儿护理方面的书籍，再看一些画册如《中国美术作品欣赏》、《外国幽默漫画》、《人民画报》及一些娃娃画册等。看这些健康美好、使人精神愉快的书籍，能够加强自身修养、陶冶情操，从而有利于胎儿的生长发育；还可以扩大视野、增长知识，为教育未来的小宝宝打下基础。

营养链条

【竹荪排骨汤】

用料：排骨、竹荪、盐、味精各适量。

做法：将竹荪洗净，排骨焯水后同时放到盅内上笼蒸 2 小时，放入调料即可食用。

特点：此汤可清热去火，滋阴养颜且营养丰富。

特别提示

随着妊娠期的变化，身体重心的变化，松弛的关节会令你常碰到桌子或踩自己的脚趾上，这时最好的方法是给自己定一个作息时间表，自己不要太操劳。

胎膜早破怎么办

准妈妈课堂

7 个月以上的孕妇每次产前随诊需接受电子监护仪监护。胎儿监护只需把一个宫缩压力探头和一个超声多普勒胎心探头分别固定在隆起的腹壁上，仪器便可以随时连续记录子宫收缩（包括胎动）的曲线和胎心率变化的曲线。即使宫缩时，胎心率也能记录得很清楚。医生从这两条曲线的变化以及两者之间的关系上，就能分析出胎儿耐受缺氧的能力（储备力）和受损伤的程度，准确地预测胎儿安危，为及时决定处理方案提供依据。

胎教指南

调和精神是古典胎教的重要内容。孕妇要心情舒畅、乐观大度，遇到不顺心的事一定要心胸开阔。为了追求高尚的精神享受，孕妇应有目的地读一些名人传记、山水游记、名胜介绍、散文精品及欣赏一些富有想像力的童话、神话作品，以陶冶性情，提高境界，从而产生良好的心理状态，为胎儿将来的智力发展打下牢固的基础。

营养链条

【三色蛋】

用料：鸡蛋 2 个，咸鸭蛋 1 个，松花蛋 1 个，姜末少许。

做法：将咸鸭蛋、松花蛋切碎；鸡蛋打散，加入姜末、咸蛋、松花蛋搅匀，油锅烧热，炒熟即可。

对话宝宝

准妈妈课堂

妊娠28～37周之间出生的婴儿均属早产儿。早产儿的身体各方面还没有完全发育成熟。出生后，若护理及喂养方法稍有不当，则会出现呼吸困难、呕吐、腹泻、贫血、营养不良等症状，极容易感染疾病，死亡率也高。早产儿确实不好养，所以准妈妈要积极预防早产。

如原有慢性病并发症的，要及时治疗；子宫颈内口松弛的习惯性早产，应该在孕早期做子宫颈环扎手术；孕期在低温或噪音车间工作，从事震动度强的工作等，都可能引起早产，要调离这些岗位；有心脏病、高血压、肾炎等慢性病的人，孕前应经医生检查确定能否怀孕，在孕后，必须坚持做产前检查，还要注意饮食的调配，重视孕妇的全面营养。

胎教指南

孕妇的好情绪、好心情就是胎教最根本、最朴实的内容，优质的胎教不需要刻意去做什么，自然、轻松、温馨、平和、愉快的生活状态就能为宝宝提供最好的生长环境，达到理想的胎教境界。身心稳定，良好的精神状态对实施胎教非常有益，比如，美妙的夫妻生活和家庭自我监测都会让宝宝受益。

营养链条

【淮杞羊腿汤】

用料：羊腿700克，淮山20克，枸杞子、桂圆肉、荸荠肉、姜适量。

做法：将羊腿洗净，荸荠肉切片，放入煲内煮烂调味即可。

特点：补气健脾，祛风除湿，富含优质蛋白质、维生素。孕妇食用大有裨益。

特别提示

孕妇一旦出现早产的先兆症状，如腹痛、阴道出血等，应立即就医。并遵医嘱服镇静药，抑制自发性宫缩，增加对胎儿的氧气供应和营养。要卧床休息，向左侧卧。

如何预防早产

臀位的纠正方法和注意事项

准妈妈课堂

　　怀孕七个月后，有的准妈妈在检查时发现胎儿还是臀位。发生胎儿臀位时，首先要查清发生臀位的原因。如医生检查认为骨盆不狭窄，也没有子宫畸形、胎儿畸形或肿瘤阻塞，那就可在医生的指导下，用胸膝卧位的办法，使胎头转下来。胸膝卧位的做法是：解小便后，松解裤带，趴在硬床上。抬高臀部，将大腿与床垂直成90°，胸部贴在床面。每天早晨起床和晚上临睡前各做一次，每次15分钟，连续做7天。做这种姿势，孕妇会觉得很不舒服，但只要孕妇没有高血压或心脏病，就要坚持做下去。中医用艾灸阴穴位，也有利于胎位不正的矫正。此外，也可以由妇科医生根据孕妇腹部松紧、胎儿的大小、羊水量等具体情况，决定是否采用外倒转术等方法矫正胎位。

胎教指南

　　胎儿时期由于神经发育尚存在不足，决定了胎儿听音乐或与其对话时频谱不宜过宽，因此有人认为父亲的音频以中低频为主，频谱较窄，更适合与胎儿对话。当准妈妈感觉胎动活跃时，准爸爸可以用宝宝的名字轻轻呼唤他，让宝宝感到亲切，有安全感，对于将来健康人格的形成很有利。每次和胎儿的对话时间不要太长，内容要简单、愉快、丰富多彩。

营养链条

　　香蕉是钾极好的来源，并含有丰富的叶酸，而孕妇体内叶酸及亚叶酸和维生素 B_6 的储存是保证胎儿神经管正常发育，避免出现脑、脊柱严重畸形发生的关键性物质。此外，钾还有降压、保护心脏与血管内皮的作用。因此，营养学家提醒你，在孕期最好每天能吃一根香蕉。

特别提示

　　胸膝卧位纠正方法可引起胎盘早期剥离、早产、脐带绕颈等并发症，因此应用时应严格掌握其适应症。有合并子宫畸形、骨盆狭窄、前置胎盘、羊水过多及双胎等症状的孕妇则不宜进行。

ZHUNMAMABIDUYIRIYE

准妈妈课堂

有的妇女先天乳头凹陷，即民间说的"瞎奶头"，整个乳头向乳房里面陷入，乳头变得平坦，甚至低于乳晕的皮肤。诊断的方法是用大拇指和其余四指的指尖压迫乳晕部位，正常的乳头便会突出，而内陷的乳头会内缩。乳头内陷容易引起湿疹或是不能清洗而引起感染，发生乳晕部痛肿。产后，因乳头内陷，乳汁聚积在乳房内，不能喂养婴儿，还会引起乳腺炎症，所以在妊娠期应及早矫治乳头内陷。大多数可通过挤压、牵拉将乳头拉出来，达到正常状态。

胎教指南

满七个月的胎儿已具备听觉和记忆能力，这时的胎教需要慎重，不要盲目，更不能操之过急，要科学、合理。否则，不但不能产生积极的效果，反而会损伤宝宝的听觉神经。

营养链条

【啤酒烧鸡】

用料：鸡、啤酒、酱油、姜、葱、味精、盐适量。

做法：将烫过的鸡块放在锅内，倒入啤酒、酱油、姜、葱，以文火炖至汁剩些微，调味即成。

特点：本菜风格独特，鲜嫩软滑，营养丰富，孕产妇食用，有利胎儿营养吸收，同时对产妇恢复体力也很有帮助，产前产后食用皆宜。

相关链接

中医认为：将产时，宜食调软白粥，勿令饥渴，亦不宜食硬冷难化之物，恐产时乏力，以致脾虚不能消化，则产后有伤食之病。

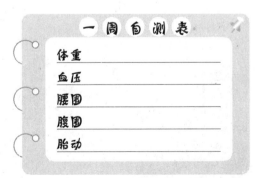

一周自测表

体重

血压

腰围

腹围

胎动

乳头凹陷的矫正

ZHUNMAMABIDUYIRIYIYE

235

准妈妈课堂

妊娠中毒症的孕妇在孕晚期应卧床休息，并在医生指导下内服镇静药、利尿药、降血压药或者中药。要坚持定期称体重、量血压、验小便。应多食蛋白质，多食副食，控制主食，多喝水，避免摄入过量的动物性脂肪和强烈刺激的辛辣调味品。临近产期要提早入院，在医生监护下顺利分娩。

胎教指南

专家研究发现：如果准妈妈能坚持对胎儿进行训练，出生后的婴儿就格外活泼，富有好奇心，对文字、音乐表现出异常兴趣，这类婴儿情绪饱满，很少哭闹。

营养链条

【黄花菜炒黄瓜】

用料：黄花菜 15 克，黄瓜 150 克，生油 12 克。

做法：黄瓜洗净切块，黄花菜去硬梗漂洗干净；锅放炉上，倒入生油烧至九成熟时倒入黄花菜、黄瓜，快速翻炒至熟透时调味即成。

特点：补虚养血，利湿消肿，适合妊娠后期孕妇食用。

对话宝宝

妊娠中毒症孕妇如何度过孕晚期

ZHUNMAMABIDUYIRIYIYE

准妈妈课堂

有些准妈妈忽视对胎儿胎动的监测，这是不对的。胎动的多少表示胎儿在子宫内的安危情况，孕晚期胎动过少或突然增剧，都说明胎儿的情况不好。一般情况下，孕妇情绪过分紧张，极度疲劳，腹部的过重压力等都可使胎儿躁动不安，产生强烈的活动。胎动消失是胎儿死亡的前奏，一般由胎动消失到胎心消失，到胎儿死亡，这个过程大约有 1～3 天。

胎教指南

科学的胎教还有一种"美感熏染法"，此法类似于一种心理暗示，即要求孕妇学会欣赏美、追求美和把握美，提高孕妇的美学修养，获得美的享受，从而熏染腹内的胎儿，如在院子中看看花草，在公园的草地中多走走、看看顽皮的孩子们，从中获得一种自然美的享受。

营养链条

【鲤鱼白菜粥】

用料：鲤鱼 1 条，白菜丝 500 克，粳米 100 克。精盐、味精、料酒、葱末、姜末各适量。

做法：鲤鱼放入开水中，加调料煮至极烂后，用汤筛过滤去刺，倒入粳米和白菜丝，加水转小火慢慢煮至粳米开花、白菜烂糯，加入味精即成。

特点：鲜美可口、营养丰富，含有丰富的蛋白质、碳水化合物、维生素 C 等多种营养素。适用于妊娠水肿的辅助治疗。

特别提示

胎动也受人的个性差异的影响，也与胎儿先天神经类型有关，所以监测胎儿的胎动要仔细，要坚持监测，找胎动的规律。

胎动消失的后果

要科学补钙

准妈妈课堂

缺钙的常见症状是腰背酸痛、腿痛、手脚发麻、小腿抽筋等，如果这些症状非常明显，医生就会建议你补充钙剂。如果没有明显症状，那么食补是最有效的补钙途径。

进入孕后期，孕妇可以采用以下方案补钙：继续坚持每日喝250毫升的牛奶、配方奶或酸奶，每天在饮食上要安排富含钙食物，如豆腐半块（100克左右），鸡蛋1~2个，煮小虾5大匙，煮沙丁鱼10条（中等大小），小鲱鱼干2大匙及适量海带或海白菜，使摄钙量至少达到800毫克。

胎教指南

工作之余，可选些趣味性强，简短易懂的书籍来阅读，比如儿童故事、童谣等。选定故事内容之后，每天设定讲故事时间，准爸妈可以每天各念一次给胎儿听，借说故事的机会与胎儿沟通、互动，让胎儿融入到故事描绘的世界中。

营养链条

【菠菜粥】

把菠菜放入沸水中略烫数分钟，捞出后切细，同粳米煮粥。此粥温热服食，适用于便秘、痔疮便血、高血压等。

对话宝宝

准妈妈课堂

散步是孕晚期最适合的运动，它能促进血液循环，促进小腿及脚的肌肉收缩，减轻下肢水肿和便秘，防止痔疮，增进食欲。准妈妈散步应以不感到疲劳为前提。

为了让渐渐成形的宝宝发育更健全、更健康，增强他的活力，准妈妈可以在早上或傍晚做一些慢动作的健身体操。比如简单的伸展运动：坐在垫子上屈伸双腿；平躺下来，轻轻托动骨盆；身体仰卧，双膝弯曲，用手抱住小腿，身体向膝盖靠等简单动作，每次做操时间在 5～10 分钟左右即可，动作要慢，不要勉强。

胎教指南

科学家发现：当母亲进入声光柔和的房间时，胎儿十分安静，表示适应；而当母亲进入噪声和阴冷的地方，胎儿则用激烈的胎动来表示厌恶和不满，这表明胎儿的神经很敏感。因此，准妈妈应注意尽量不要到不利于胎儿的环境中去。

营养链条

【水果泡菜】

用料：苹果、白雪梨各 750 克，圆白菜 500 克，葱丝、蒜末、精盐、白糖、绍酒、山楂罐头汁少许。

做法：将苹果、梨洗净，去皮去核，切成指甲片。圆白菜洗净后切成象眼片。

把苹果、梨、圆白菜片放入盛器内，再放入调料拌匀，用食用油纸将盛器口封好，泡两天左右便可食用。

特点：此菜清火生津，消食化积。

特别提示

这时的准妈妈由于行动不便，大腹便便，羞于到公共场所。准爸爸可以偶尔邀请好朋友到家里来小聚。热烈的气氛，开心的畅谈，有利于孕妇情绪的调节，也有利于胎儿的发育。

早
产
的
治
疗
方
法

准妈妈课堂

早产的治疗方法主要是设法控制子宫收缩，尽可能维持妊娠到37周以后，要做到：

- 严格卧床休息，减少子宫收缩，可以增加子宫胎盘血流量。
- 用抑制子宫收缩药，静脉注射硫酸镁，或羟舒喘宁注射或口服。
- 胎膜早破，估计早产已不能避免时，要预防早产婴儿肺部不成熟，发生呼吸困难、肺透明膜病，要注射地塞米松2~3天。

胎教指南

实行美育胎教时，有条件的话，孕妇还可以看一些美术作品，比如中国的山水画、西方的油画，在欣赏美术作品时，孕妇要调动自己的理解力和鉴赏力，并将产生的美的体验传导给胎儿。

营养链条

【醋溜白菜】

用料： 白菜500克、莲花白、菜油、酱油、醋、盐、水淀粉各适量。

做法： 白菜洗净沥干水，莲花白切成约4厘米见方的片，加盐（1克）腌约1分钟；用碗将调料调成汁；炒锅放油，下白菜炒熟，加汤，倒入调汁，收汁起锅。

特点： 味鲜而烫，醋味突出，宜于开胃。

对话宝宝

准妈妈课堂

这时的胎儿身长约45厘米，体重约2000克，皮肤深红，面部胎毛已脱落，指甲长到了指尖，胎发开始生长，皮下脂肪变厚了，皱纹越来越少。身体和四肢仍在继续生长，最终会与头部比例协调。生殖器的发育也已接近成熟，往后的日子，胎儿活动的次数会有所减少，胎动的力量也会减弱。

胎教指南

这一个月，上班的职业妈妈们可以准备休息了，因此有更多的时间对胎儿进行抚摸教育，同时还可以与其他音乐、美育、光照胎教相结合。准爸爸也可以在选定时间内对宝宝进行有规律地抚摸。抚摸的顺序可由头部开始，然后沿背部到臀部至肢体，要轻柔有序，有利于胎儿感觉系统、神经系统及大脑的发育，触摸胎教最好定时，可选择在晚上9点左右进行，每次5~10分钟左右。

营养链条

【雪里蕻炖豆腐】

用料：豆腐5块，咸雪里蕻150克。熟猪油40克。精盐、味精、葱丁、姜末、清汤、花椒水各适量。

做法：1. 雪里蕻切成末，豆腐切成块；

2. 炒锅放油烧热，下葱丁、姜末、雪里蕻，炒出香味，添汤下豆腐，开锅后转小火炖，加精盐、花椒水炖4分钟，待豆腐入味、汤汁不多时，放味精，起锅装盘即成。

特别提示

进入第9个月后，准妈妈就要每两周做一次产前检查。这时胎位仍然不正的孕妇，应做好准备，要么去医院实行人工外转胎位，要么接受自然臀位生产或剖宫产。

满八个月时的胎儿

ZHUNMAMABIDUYIRIYIYE

准妈妈课堂

准妈妈在孕期满8个月时，宫底已升至心窝正下方，子宫高约29～30厘米，胃和心脏受压迫感更为明显，时常感到气喘、呼吸困难、胃饱感。由于子宫压迫膀胱，排尿次数增加，尿频明显。有的人会感到有时有轻度子宫收缩。这时的准妈妈体重比孕前增加了15%，氧气的需求量增加了20%，加上胎儿增大，横膈提高，只靠胸部呼吸，不能满足身体对氧气的需求量，可尝试用联合式呼吸，同时要保持室内空气流通，增加室内的氧气含量。

胎教指南

音乐可以给人美的感受，但有的准妈妈认为自己缺乏"音乐细胞"，不会欣赏，听不懂音乐。其实，音乐概念极其广泛，并不单是指贝多芬、莫扎特的乐曲，也包括轻音乐、民歌等歌曲及地方戏曲，甚至包括准妈妈童年时所喜欢的歌曲。

营养链条

【金针猪心汤】

用料：干金针菜、猪心、青红菜、盐。

做法：先将青红菜和猪心洗净，将猪心放入开水中沥出血水，然后往锅内加入水和猪心，大火烧开后，小火煮15分钟，捞出切成薄片；不换水，入金针菜，沸腾后放入猪心片，加盐。

特点：养心安神，能缓解孕晚期的失眠症状，有助于你精神抖擞地投入工作。

特别提示

明天是第5次产前检查的日子，不要忘了准备好相关资料，由于行动不便，去检查时最好有家人陪伴。同时别忘了验血型，以防意外时可立即输血。

一周自测表

体重	
血压	
腰围	
腹围	
胎动	

本月要记

第九个月：

· 一日三餐改为四至五餐

· 做好入院的准备工作，准备好随时分娩用的物品

· 坚持胎教、运动、散步

· 禁止性生活

· 继续练习分娩的辅助动作

· 本月每两周产前检查一次

准妈妈课堂

这时妊娠已满32周了，到了第5次产前检查的时候了。这次检查除了同前几次检查相同的常规检查项目外，医生还会特别予以心理疏导和建议节制性生活。同时医生还会格外关注宝宝的胎位，如果胎位不正，医生会帮助你矫正，以便顺利分娩。

胎教指南

优美动听的摇篮曲、催眠曲不仅能使胎儿安然入睡，还会使胎儿安静下来，可见胎儿喜欢那些柔和、旋律优美的音乐，那些悲怆的、热烈的曲子不适合准妈妈和胎儿听，那些格调低俗的通俗歌曲，更是令胎儿烦躁。

贴化验单处

第五次产前检查

ZHUNMAMABIDUYIRIYIYE

准妈妈课堂

　　肾盂肾炎是妇女妊娠期最常见的泌尿系统并发症。它的发病率约为1%~6%，多发生在妊娠后期。肾盂肾炎发生后，急性期患者可有高热、腰痛、尿急、尿频等症状。如发生在妊娠早期可引发流产，晚期可引发早产。此病可反复发作，并可引起高血压。准妈妈要注意预防肾盂肾炎，在妊娠期多喝水，保持大便通畅；加强体育锻炼，增强体质。如发现有尿急、尿频症状要及早彻底治疗。

胎教指南

　　在触摸时要注意胎儿的反应，如果胎儿是轻轻地蠕动，说明可以继续进行，如胎儿用力蹬腿，说明你抚摸得不舒服，胎儿不高兴，这时就要停下来。

营养链条

　　【芹菜豆腐干拌鸡】

　　用料：鸡肉100克，芹菜50克，豆腐干50克，芝麻酱50克，香油2克，葱、姜、蒜、味精、盐适量。

　　做法：将鸡肉煮到筷子能夹动的程度，捞起后切成小块，加入上述调料即成。

　　特点：开胃，为分娩积蓄体力。

相关链接

　　急性肾盂肾炎起病急，体温多在38℃~39.5℃左右，高者可达40℃以上，体温升高时引起头痛和身体痛，体温下降时常伴有大汗；少数又全有腹痛、尿频、尿急、昼夜可排尿10多次，且排尿时有疼痛感。胃肠症状食欲不振、恶心、呕吐为常见。

特别提示

　　怀孕9个月，妊高症的危险系数加大，孕妇应注意控制体重的快速增长，同时还要注意，如出现突然出血、羊水流出的情况应立即上医院。

肾盂肾炎的危害

ZHUNMAMABIDUYIRIYIYE

准妈妈课堂

　　骨盆的大小和形态是决定难产与否的重要因素之一，但身材的高矮和骨盆的大小并不成正比。身材矮小并不是导致难产的绝对因素。

　　胎儿大小是决定是否难产的另一个重要因素。

　　娇小准妈妈应在产前做好准备工作：平时摄入营养要合理，以防胎儿过大，定期做产前检查，测量骨盆和胎儿大小。若胎位异常要积极矫正，平时要适当参加活动，增强腹肌和会阴盆底肌肉的力度和韧性。

胎教指南

　　妊娠晚期更要注意环境胎教，准爸爸要从精神、体力上多关心妻子，帮助妻子学习有关分娩常识。经常与妻子出去散步、聊天或欣赏些艺术作品，这样可使妻子心情愉快，有利于腹中已有感觉和知觉的胎儿的发育。

营养链条

　　螃蟹因其美味深受人们的青睐。蟹肉含有丰富的蛋白质、维生素及微量元素。孕晚期，吃蟹肉是有益的，但需要提醒的是，吃蟹肉时应注意卫生，将螃蟹的内脏清除干净，否则会引起食物中毒。死蟹、存放过久或半生不熟的蟹肉应列为饮食禁忌。

对话宝宝

造成难产的因素

准妈妈课堂

目前，分娩方式有许多种。采用什么样的方式分娩既要看准妈妈的自身身体条件，也要看胎儿的状况。进入第九个月，医生在检查时会综合分析，然后指导准妈妈选择最合适的、最有利于母胎的方式生产。

关于各种生产方式的利弊，及什么情况下适合什么样的分娩方式我们会逐一加以介绍。

胎教指南

经过一夜的睡眠，胎儿尚处于深深的抑制状态，这时，应给胎儿听一些轻松的乐曲，使胎儿过渡到兴奋状态，孕妇也能精神饱满地开始一天的活动。睡觉前应听一些柔美的摇篮曲，以促使胎儿进入睡眠状态。

营养链条

【猪蹄金针菇汤】

用料：猪蹄750克，金针菇100克，冰糖30克。

做法：将斩好的猪蹄洗净，与水一起放入沙锅，旺火煮沸，加入金针菇及冰糖，盖上盖，用微火炖至猪蹄软烂即成。

特点：此汤含蛋白质、脂肪、碳水化合物、维生素以及微量元素，并能促进乳汁分泌。

对话宝宝

选择合适的生产方式

准妈妈课堂

妇女妊娠和分娩都是生理现象，妊娠足月后，子宫肌肉有规律地收缩，子宫颈口渐渐打开，胎儿从子宫里出来，通过产道，落地降生。产后母亲的生殖器官和全身其他器官相继恢复到原来的状态，这也是一种自然规律，称之为自然分娩。如果违背自然规律，不采用自然分娩，就会给妈妈的精神和肉体造成创伤。因此，从长远来看，应该顺应自然规律，选择自然分娩的方式，这对母婴都更为有利。

胎教指南

研究表明：胎儿期的活动差异直接影响宝宝出生后的活动能力。凡是在子宫内受过运动训练的胎儿，出生后翻身、爬行、坐立、走路及跳跃等动作的发育都明显高于一般孩子。

营养链条

热性调料，如小茴香、八角、花椒、胡椒、桂皮、五香粉等，孕妇吃后容易消耗肠道水分，使胃肠分泌减少，造成肠道干燥、便秘。发生便秘后，孕妇必然用力屏气解便，使腹压增高，压迫子宫内的胎儿，易造成胎动不安、早产等不良后果。

对活宝宝

自然分娩

无痛分娩

准妈妈课堂

无痛分娩虽然在我国还是一项新鲜事物，但是它在国外已经应用得很普遍了。准妈妈可以放心享用无痛分娩，这是一项简单易行、安全成熟的技术。它有几个特点：

●安全　无痛分娩采用硬膜外麻醉，麻醉药的浓度大约相当于剖宫产的1/5，即淡淡的麻药，所以是很安全的。

●药效持久　给药10分钟左右，准妈妈就感觉不到宫缩的强烈阵痛了，医生打一次药，药效大约持续15小时，甚至更长。

●适合人群广　大多数产妇都适合于无痛分娩。

●不用进手术室　无痛分娩的全过程是由麻醉医生和妇产科医生合作完成的，正常的无痛分娩在产房中即可进行，无需进手术室操作。

胎教指南

如逢节假日，可以与丈夫和朋友一起去郊外游玩，这是呼吸新鲜空气的最好方式。在欣赏秀丽的大自然田园景色的同时，你未出世的宝宝会受到益处——含氧丰富的血液使宝宝像喝足水的庄稼一样。

营养链条

【白扒银耳】

用料：干银耳、豆苗、鸡油、精盐、味精、料酒、淀粉适量。

做法：银耳泡发用沸水焖软。豆苗取其叶洗净，炒锅上火，放入适量清水，下精盐、味精、料酒，调好味，放入银耳烧2～3分钟，用淀粉勾芡，淋入鸡油，盛入盘内，豆苗用沸水焯熟，撒在银耳上即成。

特点：此菜清爽脆嫩，营养丰富，为滋补佳肴。

相关链接

1. 硬膜外麻醉法。它能完全消除分娩时的疼痛，也是现阶段应用最广泛的麻醉方法：将麻醉剂注入脊髓较少的下部腰椎区，通过硬膜外腔阻断支配子宫的感觉神经，孕妇可清醒地感觉到宫缩的存在，却无疼痛感。一般需要通过注射催产素加快产程。

2. 阴道神经麻醉法。用于阻滞阴道口、阴唇、会阴部的局部疼痛，对于用胎头吸引器或产钳助产，缝合会阴切口有特别重要的麻醉作用。

3. 利用笑气止痛。笑气是一种没有气味的麻醉剂，在医生的指导下根据需要吸入，几秒钟后疼痛便会大幅度减轻。

特 别 提 示

下列几种情况不宜进行无痛分娩：

• 驼背或背脊部位患皮肤病，无法实施麻醉。

• 血压低、凝血功能障碍，患有败血症或神经系统有问题。

• 有前置胎盘、胎位不正、胎心异常、产道异常、羊水异样等产科特殊情况。

• 患心脏病且心脏功能不全，持续性宫缩乏力，使用催产素状况无改观。

对话宝宝

无痛分娩

水中分娩

准妈妈课堂

目前，国际上流行一种新的分娩方法——水中分娩法。这种方法是在医院或家中利用浅水池分娩的一种方法。这种方法，可以利用水压减轻产妇分娩时的疼痛。在国外，很多人已选择这种新式分娩法。

但这种分娩方式需要一定的条件：

- 分娩地及周围的消毒设施必须齐备良好。
- 水温要保持在 36℃～37℃，周围温度应在 26℃。
- 产妇年龄是 20～30 岁。
- 母胎状况良好，无高危妊娠及特殊胎位。
- 胎儿大小适中，在 3000 克左右。

胎教指南

好的胎教，不单只是听听音乐、散散步这么简单，重要的是心理与生理两方面互相配合，使整个孕期都由始至终顺利，这个过程的准备，应在怀孕之前就开始。当生理状况不佳、心理不平衡、经济困难或生活不安定的时候，都不适宜怀孕。

营养链条

便秘严重时，每天可食用像海藻这样含食物纤维丰富的食物，如蔬菜汁，虽很难喝，但效果很好。常温下的蔬菜汁很苦，冰镇后可一饮而尽。

特别提示

水中分娩并非适合每一个产妇。如果不了解水中生产的常识，心理准备不足，会给分娩带来意想不到的阻力。生产设施一定要考虑周全，浴缸的大小、水的温度等，水还要保证循环水，这样才能保证安全分娩。

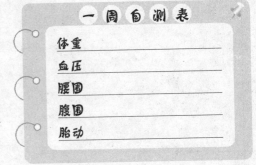

一周自测表

体重

血压

腰围

腹围

胎动

准妈妈课堂

会阴切开缝合术即人们常说的"侧切"，是分娩期第二个产程中进行的小手术，目的是避免胎儿娩出时母体盆底组织的严重裂伤及减轻胎儿头部受压的碰撞伤。由于初产妇阴道口伸展性欠佳，往往在第二产程中，胎头进入阴道后冲力较猛，将阴道至会阴之间造成撕裂。医生为了不使会阴撕裂，把会阴切开。这种手术一般在局部麻醉下进行，在会阴切开2~3厘米的小口子，胎儿娩出后再缝合，产后3~4天拆除缝线，（现在一般已不需要拆线。）切口整齐，恢复较快，愈合后的外观也较好。罗伯特·舒曼的《梦幻曲》环球皆知，充满了浪漫梦幻旋律。它以娴熟的浪漫主义手法，把我们带到了温柔季美的梦幻景界。这首曲子简洁，旋律起伏，委婉留连，使人不知不觉进入梦乡。能帮助孕妇和胎儿安然入睡。

营养链条

【西芹百合炒圣果】

用料：西芹200克，百合200克，圣女果100克，盐、味精、鸡精、生粉水、香油适量。

做法：将西芹切成菱形，百合切成片；西芹、百合、圣女果放入开水中焯一下沥水；将西芹、百合、圣女果炒熟，调入盐、味精、鸡精，用生粉水勾芡，淋入香油即可。

特点：所用的三种用料均为素菜，清淡可口，去热生津。

相关链接

有人怕"侧切"会影响女性的性生活，这是没有根据的，"侧切"伤口非常容易愈合，对产妇而言产后不会有异常感觉，因此不会影响今后的性生活。

会阴切开缝合术

ZHUNMAMABIDUYIRIYIE

竖式分娩

准妈妈课堂

　　竖式体位分娩包括站、蹲、坐、跪等。研究显示，竖位分娩与仰位分娩相比有下列优势：

　　●符合人体生理状况　研究人员认为，直立式分娩，包括坐式、蹲式及跪式等较为科学，更合乎人体的生理要求。因为人体脊椎有一段自然向前弯曲，称为脊椎凸部，而坐式分娩则利用了这个凸部，使产妇脊部、腰肌得到运动，促使内脏蠕动加快，促进血液循环，有利于分娩。还会增加孕妇的舒适感，降低分娩时的疼痛感。

　　●能缩短产程，减少难产　有研究资料显示：卧床产平均第一产程为6个小时左右，而非卧床产为4个小时；另有结果报道，所有竖式分娩时间均比卧位缩短25％，这是因为竖位时静息宫内压较卧位高，宫缩也比平卧位强。另外，产妇取竖位分娩还能使腰凸缩小，使反S形曲线变为C曲线，作用于子宫底部的压力能更有效地通过胎盘，有利于胎儿娩出，减少难产的发生，从而减少了胎儿呼吸窘迫和新生儿窒息的机会。

胎教指南

　　由于胎儿的各器官系统基本上已经发育成熟，对于来自各界的刺激已能产生相应的反应，因此，千万不要忘记孕中期以来一直坚持的各项胎教措施——对话、抚摸、触压、拍打、光照等，继续巩固已经形成的条件反射，进一步促进胎儿大脑功能的协调发育。

营养链条

　　【紫菜蛋花汤】

　　用料：鸡蛋1个，紫菜2张，葱1根，盐半茶匙，香油少许。

　　做法：2杯水放入小锅中煮开，将鸡蛋打散淋入，并加盐调味，煮至蛋凝成蛋花即关火。将紫菜撕成小片，葱洗净、切碎一并放入，滴入香油少许，即可盛入碗内食用。

　　特点：清爽可口，营养丰富。

准妈妈课堂

坐式分娩其实也是一种传统的分娩方法，它不但可以利用地球引力使胎宝宝对宫缩的压力增加，还可以增大骨盆的出口间径，减少骨盆的倾斜度，这种分娩姿势的优势也不容小觑。它的优点在于：

- 缩短产程。一般坐式分娩时间比平卧式缩短2~3小时。
- 可减少胎儿宫内窘迫率和新生儿窒息率。
- 降低剖宫产和使用产钳的概率。

胎教指南

任何方式的胎教目的都是要使孕妇心情平静，所以日常生活中任何时候（衣、食、住、行）都可以进行胎教，这可以使准妈妈情绪稳定，并且间接达到寓教于乐的目的。胎教的目的不是要宝宝成为天才画家或是音乐家，而是让肚子里的宝宝感受到母亲的爱与关怀。

营养链条

研究表明，缺锰可以造成智力低下，特别是妇女妊娠期缺锰对胎儿的健康发育影响更大。母体缺锰能使后代产生多种畸变，尤其是对骨骼的影响最大，常出现关节严重变形，而且死亡率较高。一般说来，以谷类和蔬菜为主食的人不会发生锰缺乏，因此，孕妇应适当多吃水果、蔬菜和粗粮。

对话宝宝

准妈妈课堂

头位分娩，胎头在胎体中最大且硬，具有可塑性，胎头一经娩出，胎体其他部位随即迅速娩出，大多没有什么困难。胎臀则小而软，胎臀娩出后，胎肩和胎头必须旋转，以适应产道，才能娩出。另外，在臀位分娩中，在宫口尚未开全时，胎足或胎臀可经宫颈口脱于阴道口，必须经过一个"堵"的等待过程，不然会造成后出胎头困难，胎儿易窘迫而死亡。臀位对母体易引起产道损伤，对胎儿易引起窒息死亡，婴儿死亡率较头位婴儿高。头位分娩很少发生胎头嵌顿，而臀位分娩者因子宫口未开全、胎头内旋转未完成、分娩前未能正确估计头盆关系而容易出现胎头嵌顿，对胎儿威胁较大。

胎教指南

孕晚期胎教的主要任务是：

●情绪放松，保持镇静，越到后期，越需要准妈妈调整好自己的心理情绪，告诉自己每个女人都要经历这一刻，这是女人的专利和幸福，它可能是你一生惟——次幸福与痛苦交会的体验。

●继续坚持前几个月的胎教方法，并根据指导进行下一阶段的胎教方法。

营养链条

【松子马哈鱼】

用料：马哈鱼500克，松仁20克，盐4克，味精2克，鸡精、生粉、番茄酱、白糖、白醋适量。

做法：将马哈鱼去鳞去骨切块，调入盐、鸡精、味精腌入味，拍上生粉，下油锅炸至金黄色，取出，装入盘中；松仁放入油锅中炸酥，捞出备用；净锅上火，加入少许清水煮开，放入白糖，倒入番茄酱，加入白醋，调成汁浇淋在鱼块上，撒上松仁即可。

特点：马哈鱼蛋白质含量丰富，适合孕晚期孕妇所需的营养摄入，松仁味美，可增加食欲。

准妈妈课堂

双、多胎产妇与单胎产妇相比因为肚子大，子宫肌被拉长，出现宫缩乏力或分娩后发生迟缓出血的比率相对要高。多胎分娩容易早产，生早产儿的多，因此必须在设备齐全的医院里生产。多胎分娩只要没有特别的异常，都会自然分娩的，第一个出生的婴儿是老大。

胎教指南

丈夫除了让妻子多看一些能激发母子情感的书籍或影视片外，还要多与妻子谈谈胎儿的情况，如：询问胎动，提醒妻子注意胎儿的各种反应；与妻子一起描绘胎儿在"宫廷"中安详、活泼、自由自在的形象；一起猜想孩子的小脸蛋是多么漂亮逗人，体形是多么健壮完美。

营养链条

【农家排骨锅】

用料：排骨800克，土豆200克，胡萝卜200克，玉米棒2个，姜片10克，葱段10克，蒜片10克，盐4克，味精2克，鸡精2克，老抽5克。

做法：土豆、胡萝卜切块，玉米切段备用；排骨放入锅中煮熟；放入各种材料加汤加盖炖约1小时即可。

特点：排骨含有丰富的钙质，对于孕晚期孕妇的补钙效果极佳。

对话宝宝

多胎分娩

ZHUNMAMABIDUYIRIYIYE

剖腹产

准妈妈课堂

用手术切开子宫的方法取出胎儿和胎盘来结束分娩，叫剖腹产，它有许多优点：

● 解除孕妇及胎儿的危急状态，是解决某些难产的最终和最有效的一种手段。

● 能降低孕产妇与围产期婴儿的死亡率。

● 降低阴道助产手术所造成的各种难产后遗症和并发症。

但剖腹产毕竟是一种较大的手术，且有一定程度的并发症，应用不当会造成母胎损伤，甚至危及生命。剖腹产后，产妇子宫上有手术疤痕，再次生育需经过 2～3 年以上，另外还可能引起麻醉意外、肠粘连、产褥期感染、腹部伤口感染等并发症。还可造成剖腹产儿综合症，主要表现为新生儿突然发绀、呼吸困难、呕吐、肺透明膜症等严重症状。

胎教指南

准妈妈不可因妊娠反应、妊娠负担或因肚子大起来影响了外貌、体型、面部出现色素沉着，损害了自己的容颜等，就怨恨腹中胎儿，许多实验都证明，母亲与胎儿有着密切的心理联系，母亲对胎儿有任何厌恶情绪或流产的念头，都不利于胎儿的身心健康。

营养链条

【薏仁绿豆汤】

将薏仁、绿豆洗净，泡水 1 小时后，同煮煮烂即可食用。此汤生津止渴，清凉消暑。

特别提示

妊娠 28 周之后，准妈妈体重连续 2 周未见增加反而减轻，子宫增长速度达不到孕周应有的高度，应警惕有发育受限的可能。

宫内发育受限的胎儿经常伴有慢性缺氧；如果 12 小时内胎动少于 10 次，则为宫内缺氧信号。

准妈妈课堂

又到了第6次产前检查的日子，这时你的宝宝已接近发育成熟。医生会对宝宝的胎位特别的关注，检查时医生会根据判断，分析指导你用何种方法分娩。这个时候，有时准妈妈会感到腹部发硬，有时还丝丝作痛，这种情况下，要立即上床休息，放松后症状会有所减轻。

胎教指南

胎儿是没有思维能力的，因此胎儿是什么也学不会的，那么胎教还有什么意义呢？许多人以为胎教就是教育胎儿，或者说让胎儿接受教育。实际上这是一种误解。所谓胎教实际上是给胎儿创造一种更加良好的发育环境，使胎儿的神经系统发育得更加完善。

一周自测表

体重	
血压	
腰围	
腹围	
胎动	

第六次产前检查

贴化验单处

ZHUNMAMABIDUYIRIYIYE

准妈妈课堂

目前，许多准妈妈主动要求剖腹生产，其实，剖腹生产只是在自然生产有困难情况下的一种措施，并非分娩首选。那么，什么情况的准妈妈需要剖腹生产呢？

●产妇方面　在产前检查就已发现异常，并事先已经决定要做剖腹产的，例如明显的骨盆狭窄，正常大的胎儿亦不能经阴道娩出；软产道有瘢痕狭窄，分娩时不能扩张；盆腔内或子宫壁上有肿瘤，阻碍胎儿娩出；产前出血，诊断为前置胎盘或胎盘早期剥离；35 岁以上的高龄初产妇，合并胎位不正或先兆子痫等。

●胎儿方面　当胎儿因种种原因发生宫内窘迫，胎心音发生变化或羊水中出现胎粪；胎盘功能严重减退，使胎儿缺氧；发生脐带脱垂，但胎心音好，估计短时间内不能自阴道分娩的；母亲骨盆虽属正常，但胎儿过大，阴道娩出活婴有困难的；或横位、面位（颏后位）不能纠正时，都应考虑施行剖腹产。

胎教指南

科学家研究证实，在某种声音下，胎儿在仪表上显示的心跳速度增快，在怀孕 30～34 周之间，约有 80% 的胎儿会有这类反应，到了怀孕 40 周左右，几乎所有的胎儿对于声音都有心跳加快的反应。

营养链条

【肉末蕃茄汤】

用料：肉馅 75 克，番茄、香菜、盐、料酒、水淀粉适量。

做法：番茄洗净剥皮再切丁；肉馅炒后淋料酒 1 大匙，加水 3 杯煮开，与番茄丁同煮，加盐，淋入水淀粉勾芡，加少许香菜即成。

特点：富含胡萝卜素，维生素 C 及蛋白质。

特别提示

如果产前检查认为你符合自然分娩的要求，应尽量避免剖腹产。

准妈妈课堂

有些人主观认为剖腹产的孩子聪明，为了孩子，宁愿自己吃些苦，也要求剖腹产，这是没有必要的。胎儿经过阴道分娩，是正常的分娩道路。分娩时子宫收缩所引起的种种改变，对胎儿出生后的独立生活是有益的。

● 子宫收缩使胎儿胸廓有节奏地压缩和扩张，胎儿肺部能加速产生一种磷脂类物质，使出生后的肺泡有弹力，容易扩张；并可将吸入肺中的少量羊水挤出，这对胎儿出生后的呼吸极为有利。

● 胎头娩出时，一阵阵的子宫收缩和相对抗的骨盆底阻力，可将胎儿鼻子和口腔中的粘液挤出，防止首次呼吸时吸入。

● 阴道分娩时，胎头受压充血，对胎儿的呼吸中枢有刺激作用，出生后容易激起呼吸而啼哭。

● 剖腹产儿出生时，常需要很快切断脐带，从胎盘得到的血液比较少，出生后容易贫血和体重下降。

剖腹产在目前的医疗条件下虽然是安全的，但也给做妈妈的带来隐患，因此，无论对孩子或母亲来说，剖腹产总不如阴道分娩有利。

胎教指南

胎儿对不同的声音有不同的反应，他们最喜欢小鸟的鸣叫和风吹风铃的声音。此外，胎儿也有讨厌的声音，如摩托车的引擎声，汽车的紧急刹车声，妈妈发脾气的声音等。如果你能经常以温和的声调和胎儿交谈，你的声音能使胎儿产生安全感。

营养链条

【鲜奶蒸蛋】

用料： 鲜奶2杯，鸡蛋1个，白糖2大匙。

做法： 鸡蛋加入鲜奶和白糖调匀，过滤后盛在蒸碗内，盖上保鲜膜，放入电锅，外锅加水2杯，蒸至开关跳起时取出，即可食用。

特点： 牛奶中含有丰富的钙质和蛋白质，营养丰富。

剖腹产的孩子真的聪明吗

准妈妈课堂

婴儿衣服不用准备得太多，因为孩子很快会胖起来。婴儿在出生以后的几个月内都很怕冷，因此无论是在夏天出生还是冬天出生，都应该准备毛织品，给孩子用的毛织品应选购质量好的毛线，在多次洗涤后不会发硬，失去弹性。婴儿的衣服应该肥大，料子要纯棉的，颜色要浅，应该非常柔软。孩子的内衣接触皮肤的一面不要缝针脚，不要用带子或扭扣，可选用尼龙搭扣。

胎教指南

妻子对胎儿进行胎教，丈夫应积极参与。当妻子过分热衷时，丈夫应该适时制止，随时提醒胎儿的感觉。如果发现胎儿烦躁，应立即让妻子停止胎教。孩子是在睡眠中长大的，胎儿的生长发育需要更长时间的睡眠和休息。

营养链条

【翡翠面片汤】

面粉用菠菜汁、鸡蛋和成面团，醒10分钟；将揉好的面团用手撕成小片，放入汤中煮熟，碗内放高汤，加盐，捞入面片，撒上葱花即成。此汤既能起到补充铁的作用，又能让嫩嫩的面片增加口感。

准妈妈课堂

当产妇还没有正式进入分娩阶段时，羊膜就破裂了，称为"早期破水"。"早期破水"是一种病理现象，对分娩会产生不良影响，严重者会危及胎儿生命。

如已接近预产期，检查无胎位异常、骨盆狭窄、头盆不称以及脐带脱垂等合并症，且胎先露已固定时，则胎膜早破对妊娠分娩的影响不大，仅须注意保持外阴清洁，等待自然临产。如破膜12小时后尚未临产，应使用抗感染药物。24小时后尚未临产者，可以引产。因胎位不正、骨盆狭窄、头盆不称等致使胎膜早破，应根据发生的原因进行处理。

若胎膜早破，距预产期尚远，胎儿未成熟，孕妇迫切要求保胎者，应立即卧床，并抬高臀部，以防脐带脱垂。此外，应保持外阴清洁，使用抗感染药物及镇静剂，在严密观察下继续妊娠。

胎教指南

当了妈妈之后，最需要你付出的是爱心与耐心。从胎儿在你的身体里"扎根"那一天起，你就可以与他"谈情说爱"，使用爱的语言，充满爱的心情，传递爱的信息。要知道，母爱是最好的胎教。

营养链条

【芝麻虾球】

用料：虾仁400克，肥肉馅80克，白芝麻1杯，蛋白半个，盐1茶匙，胡椒粉少许，淀粉1茶匙。

做法：虾仁碾碎加入肥肉馅剁成虾泥；拌入调味料调匀，将虾泥挤成虾丸，沾上白芝麻后，搓成椭圆形，放入热油中炸至浮起并酥黄即捞出即可食用。

特别提示

这一阶段，在保证营养的同时，要控制淀粉和脂肪的摄入。否则，胎儿过大，会给分娩造成困难。

早期破水

胎盘早期剥离

准妈妈课堂

正常位置的胎盘，在胎儿还没出生以前，是紧贴子宫壁的。如果在这个时期它"闹情绪"，要脱离子宫壁，称为胎盘早期剥离。

血压增高、外伤、孕妇神经状态的突然改变、羊水流出过多和双胎等都可能引起胎盘早期剥离。

胎盘剥离是一种严重危害母婴的疾病，一旦发病，应争分夺秒地让胎儿产出，只有在胎儿产出、胎盘跟着排出后，控制孕妇出血，子宫才能迅速收缩而止血。如果拖拉，子宫壁肌被血液浸润，将丧失收缩能力，导致出血不止，这时，就不得不手术切除子宫了，这会给孕妇造成伤害。

胎教指南

胎儿宛如初生的"幼苗"，而准妈妈则像培育"幼苗"的大地，为了让胎儿得到最完整的爱，准爸爸也要以温柔的爱心来对待与体贴孕妇。成功的胎教离不开爸爸的爱心。

营养链条

【水晶皮冻】

用料：猪肉皮 500 克，盐、味精、鸡精、蒜泥、生抽适量。

做法：将猪肉皮刮洗净去油，切成条，文火煮 2 小时至猪皮烂熟，取出，放入冰箱中冻 12 小时至凝固；取出，切成片，放入调料蘸食。

特点：猪肉皮含有丰富的胶原蛋白，是美容佳品。

相关链接

胎盘剥离症状像腹泻似的腹痛，继而出现剧烈腹痛及大出血。胎盘从下缘开始剥离时出现外出血，从上面开始剥离时出现内出血，内出血不易被发现，更加危险。

特别提示

如孕晚期发生无痛出血，一定要通过 B 超检查排除前置胎盘的可能，以防胎盘与子宫进一步分离甚至完全剥离子宫，形成胎盘早剥。

准妈妈课堂

　　计划分娩，人们似乎对这个概念还比较生疏，人们常说"十月怀胎，一朝分娩"，这一朝可谁也不知道在哪一天的哪个时辰，虽然可以推算预产期，但95%左右的孕妇都会提前或推后。因此，有些孕妇常常是突然临盆，深更半夜措手不及，甚至分娩在路上。随着科学的进步，引产方法的改进，如果能够选择好适当的日子，提前住院，在白天人手多的时候，有计划地促使临产分娩，对母子都有好处。

　　选择分娩日期要有两个先决条件，一是胎儿必须成熟；二是子宫颈必须成熟，也就是产门必须松软。

胎教指南

　　美，能陶冶性格，净化环境，开拓眼界，具有奇妙的魅力。生活中处处都充满了美，把这美的信息传递的过程叫做美育。美育是母亲与胎儿交流的重要内容，也是净化胎教氛围的必要手段。

　　胎教中的美育是通过母亲对美的感受来实现的，具体地说，对胎儿的美育就是声美、色美和形美的信号输入。

营养链条

【酸奶】

　　便秘与腹泻时，肠内有害细菌增殖。乳酸可抑制有害细菌的增殖，有助于营养消化，促进肠蠕动。但乳酸菌多在胃酸的作用下死亡，到达肠管的极少，所以每日要不断地补给。

对活宝宝

分娩能有计划吗

ZHUNMAMABIDUYIRIYIYE

准妈妈课堂

许多孕妇在临产前又喜又怕。"喜"，自不必说，要当妈妈了；"怕"，无非是因为生第一个孩子，总有一种莫名其妙的恐惧心理。这样，就应该多看一些有关介绍分娩知识的书，对分娩过程有一个充分、科学的认识，知道孩子是怎样出生的，这样在分娩中就能消除恐惧心理，增强信心和勇气，临产时情绪愉快、精神饱满、精力充沛。胎位异常、骨盆狭窄、胎儿较大的孕妇要有做剖腹产的心理准备。

胎教指南

妊娠中的运动，不仅对分娩有帮助，也能有效地转变准妈妈的心情，更重要的是，准妈妈适量的活动可使胎儿的头脑更灵敏，但剧烈的运动会适得其反，反而会抑制胎儿大脑的发育。准妈妈每天都要保持一定的运动量，但要按照自己的身体状况来进行。

营养链条

【奶汁烩生菜】

用料：生菜、西兰花、牛奶、上汤各适量。

做法：把生菜、西兰花改刀，炒锅中放油烧热，倒入切好的菜，加调料，盛盘，西兰花在中央；煮牛奶，加上汤、调料熬成稠汁，浇在菜上。

特点：可有效提高菜肴的钙含量，适合孕妇的胃口。

特别提示

药物会影响肠蠕动功能的恢复。剖宫术麻醉消失后伤口会剧烈疼痛，可以请医生开一些止痛药物。剖宫产 10 天左右，如果身体恢复良好，可开始进行健身锻炼。

一周自测表

体重

血压

腰围

腹围

胎动

准妈妈课堂

从现在开始，胎儿对光的刺激开始有所反应。作 B 超时可见如果用光刺激胎儿，胎儿的眼睑、眼球会发生运动，头部回旋做躲避的动作，孕 37 周后会更加明显。实践证明，光照不仅可以促进胎儿对光线的灵敏反应及视觉功能的健康发育，还有益于孩子出生后动作行为的发育成长。

胎教指南

轻快柔美的抒情音乐，能转化为胎儿的身心感受。促进脑细胞的发育，好处是很多的。准妈妈可以经常听班德瑞的音乐，也可听一听理查德·克莱德曼的现代钢琴曲。如《献给爱丽丝》等。

营养链条

【咸鱼炒豆芽】

用料：咸鱼 1 块（约 150 克），绿豆芽 300 克，葱、酒适量。

做法：咸鱼放碗内，加水盖过鱼身，并淋酒 1 大匙，先放入电锅蒸 10 分钟，将鱼取出放凉，绿豆芽择除头尾，洗净葱切小段；将咸鱼去皮、去骨，切丁，用 2 大匙油炒豆芽和葱根，接着放入咸鱼粒同炒匀即盛出。

对话宝宝

光照会促进胎儿的发育

ZHUNMAMABIDUYIRIYIE

准妈妈课堂

初产妇往往都采用自然分娩方式，一般不会发生阴道及会阴撕裂，这是因为阴道及会阴部的伸展性好。不过也需要助产士用手掌保护会阴部，以确保分娩过程中不受到损伤。初产妇若身体条件好而且胎儿小的，尤其是胎头小的，也可在助产士的协助下采用正常无损伤的分娩法。

胎教指南

大自然的色彩和风貌对促进胎儿大脑细胞和神经的发育也是十分重要的。孕妇可于工作之余，欣赏一些具有美的感召力的绘画、书法、雕塑以及戏剧、舞蹈、影视文艺等作品，接受美的艺术熏陶，并尽可能地多到风景优美的公园及郊外领略大自然的美，把内心的感受描述给胎儿，如翩翩起舞的蝴蝶、歌声悦耳的小鸟、沁人肺腑的花香，等等。

营养链条

牛、猪、鸡肉中若含有 10 克肥肉，就有 377 千卡的热量，在调制时只需去掉就能降低饮食中的一半热量。

准妈妈课堂

产钳助产是外用产钳牵引胎头促使胎儿娩出的助产手术。主要适用于以下几种情况：

● 因产力不足、产道相对窄（轻度）、枕横位、枕后位导致分娩困难，第二产程延长，对母儿均不利的情况下。

● 胎头吸引术估计有一定困难者，最好直接行产钳助产术。

● 情况紧急需立即娩出胎儿者，如脐带脱垂、胎儿假死、胎盘早期剥离等。

● 胎头吸引术失败者，剖腹产来不及者。

同时具备宫口全开、破水、无明显头盆不称、胎儿存活、枕先露（或顶先露、颏前位）等条件的产妇，方能行产钳助产术。

产钳助产虽能保护产妇和胎儿分娩，但有的会引起婴儿颅内出血而死亡，或引起智能障碍，或发生手足麻痹等，目前已不轻易使用。

胎教指南

形象美是指孕妇自己的风采。首先，孕妇应具有高尚的人生理想和良好的修养，爽朗大方，举止文雅，具有内在美。其次是色调淡雅、舒适得体的服装都能使自己感到精神振奋，充分享受着孕育美，使腹内的生命也深受感染，获得无比愉快的审美情趣。

营养链条

【果酪鸡翅】

用料：鸡翅500克，菠萝200克，葡萄、盐、味精、鸡清、生粉适量。

做法：将鸡翅洗净切成小块，加入少许盐、味精、鸡精腌入味，拍上生粉，投入锅中炸至金黄色，取出；菠萝剥皮切细块；葡萄洗净备用。锅上火，加入少许底油，放入鸡翅、菠萝、葡萄熘炒入味即可。

特别提示

为宝宝至少要准备10个奶嘴。因为奶嘴很不容易一下扎得合适，如果奶嘴的眼扎大了，孩子吃奶时就会发呛，扎小了又难以吸吮。

产钳助产

假性临产

准妈妈课堂

假性临产的宫缩没有任何规律，强度较弱，持续时间短，每次不超过30秒。发作的频率也不会增加。真正的临产宫缩是有规律的，而且发作得越来越频密，随着子宫收缩的频度增加，疼痛的程度也逐渐加强。

若是假产，即使疼痛相当厉害，只要孕妇改变姿势，如站起来或散散步，疼痛即会停止。

胎教指南

丈夫应主动承担家务活，保证妻子有充足的休息和睡眠时间；尽量给妻子创造安静、舒适、整洁的环境；切忌惹妻子生气，更不要发生争吵，避免妻子受不良情绪的刺激；不要吸烟，要节制性生活；与妻子同听悠扬的乐曲，共赏优美的图画；经常陪伴妻子散步，到公园及户外去领略大自然的美景……使妻子心情愉快、情绪稳定地度过孕期。

营养链条

【三椒腰片】

用料：猪腰1对，姜、蒜、葱、花椒粉、辣椒油、胡椒粉、味精、酱油、米醋、香油各适量。

做法：将猪腰剖开去除白筋，洗净切薄片，姜、蒜切末，猪腰片放入开水中焯至熟，捞出过冷水沥干，放入各种调料即可食用。

对话宝宝

准妈妈课堂

　　如果预产期过了两个星期，胎宝宝还赖在妈妈的子宫里面，就有可能出现以下几种危险：

　　●羊水过少造成子宫内胎儿窘迫　怀孕期间，羊水是胎儿最佳的保护环境，羊水量会随着妊娠周数的增加而增加，但是到37周左右羊水开始慢慢减少。对于超过42周的过期妊娠，羊水会呈现显著减少的现象，容易造成胎儿窘迫的情形发生。

　　●胎儿过大　虽然是过期妊娠，但是胎盘功能正常，胎儿持续生长，造成胎儿过大，易引起难产。

　　●胎盘老化　胎盘老化，功能减退，会造成胎儿循环供血不足。

胎教指南

　　在大自然中呼吸新鲜空气，规则的子宫收缩运动，对胎儿是最快活的皮肤刺激，同时也可以促进胎儿脑部的发育。别忘了：告诉胎儿你来到了什么样的地方，你看到了什么。

营养链条

【羊栖菜炖五样】

　　将大豆、萝卜、藕、油炸食品一起煮，做成的"羊栖菜炖五样"，几乎具备了完善的营养成份。这是日本孕产妇最喜食的一道菜。

对话宝宝

超时生产的危险

ZHUNMAMABIDUYIRIYIYE

271

准妈妈课堂

到了妊娠最后一个月，胎儿头部本应进入孕妇骨盆固定而不浮动。但有少数孕妇至妊娠足月时，胎头仍未进入骨盆而浮动于耻骨联合之上。这种现象叫头浮。

检查为头浮的孕妇应首先了解骨盆及胎儿情况是否正常，临产后由于子宫收缩挤压胎头逐渐变形而入盆，多数可自阴道顺利分娩。如检查头浮是难以纠正的病理因素造成的，要提前住院，作好剖腹产准备。孕晚期仍头浮的孕妇要注意防止脐带脱垂，使胎儿发生意外。因此孕妇一旦发现阴道有水流就要卧床，抬高臀部，立即送往医院及时治疗，保证孕妇及胎儿正常和平安。

胎教指南

最新研究成果表明：胎教不仅由妻子，同样也应由丈夫实施。美国的优生学家认为，胎儿最喜欢爸爸的声音和爱抚。丈夫可隔着妻子的肚皮轻轻抚摸胎儿，胎儿对父亲手掌的移位动作能作出积极反应。也许是因为男性特有的低沉、宽厚、粗犷的嗓音更适合胎儿的听觉功能，也许是因为胎儿天生就爱听父亲的声音，所以胎儿对父亲的声音都表现出积极的反应。

营养链条

大便少、硬时，推荐食用不溶性食物纤维多的谷物及大豆等。腹胀伴腹泻时则食用水溶性食物纤维很多的马铃薯、苹果、梨、柿饼、干杏等，李子、芦荟有泻下作用，不要过量食用。

特别提示

临产前一个月，要绝对禁止性生活，为避免永久悔恨，建议准父母在预产期前一个月分房来睡，这样可以最有效地保证准妈妈的休息。

足月胎儿头位异常怎么办

ZHUNMAMABIDUYIRIYIE

准妈妈课堂

满 9 个月胎儿的握持力越来越大，身长可达 45～46 厘米，体重约 2500 克。胎儿外表皮肤呈淡红色，皮下脂肪组织发育良好，无皱褶。

准妈妈的子宫底开始下降，心脏、胃部受到影响的程度有所减轻，这时准妈妈会感到呼吸也畅通多了，食欲也变得格外的好。由于子宫下降入盆腔，对膀胱的压迫增加，尿频、便秘会变得明显，肚脐眼成了平的，准妈妈会感到腹部皮肤发胀。

胎教指南

这时的胎儿很调皮，在母亲静卧时，他会用小脚去蹬妈妈的腹壁，从妈妈的肚子上能很清楚看到胎儿脚的形状，这时准妈妈不妨同宝宝做个游戏。当他踢脚时，妈妈用手抓住宝宝的小脚，然后松手，隔一会儿，宝宝会到别的地方去踢，妈妈就再去捉住他，反复这样训练，可以培养宝宝的灵敏度，几天后，你会感到机灵的宝宝，在你手一碰到时就躲开了，这样可以增加妈妈的胎教乐趣。

营养链条

【红枣炖兔肉】

用料：红枣 15 个，兔肉 200 克，食盐、味精适量。

做法：将两味置炖盅内，加适量水，隔水炖至兔肉熟烂，食肉饮汤。

特点：养血补脾、益气强力，同时能补血虚引起的疲乏倦怠。

特别提示

孕后期，有的准妈妈因为生理负担加重，总感到上不来气，或是因为妊高症的缘故而反复高浓度吸氧，这样会增加胎儿患视网膜病变等疾病的概率，轻则导致青光眼、近视、弱视，重则致盲。

一周自测表

- 体重
- 血压
- 腰围
- 腹围
- 胎动

满九个月时的准妈妈与胎儿

本月要记

第十个月：

·摄取营养丰富的食物，保证充足的睡眠和休息

·阵痛的间隔如缩短，要尽快住院

·不要单独出远门

·若身体正常，家事操作可继续到生产日

·禁止性生活

·本月产前检查一周一次

准妈妈课堂

今天，准妈妈已是第7次产前检查了。医生除了作常规检查外，会再给你做一次B超，同时会格外嘱咐你要留心产前的身体变化，如有临产分娩征兆，立即到医院入院。这个时期，准爸爸、准妈妈要持续作自我监护、听胎心，准妈妈要保持个人卫生，进入第10个月，随时会有临产分娩的可能，准妈妈要每周到医院作一次检查。

胎教指南

进入第10个月，腹内的胎儿已接近成熟，妊娠马上要接近尾声了。这时的准妈妈要做好心理准备，迎接小生命。准妈妈可以一如既往地对胎宝宝进行胎教，但要注意，不要使母胎太疲倦。

第七次产前检查

ZHUNMAMABIDUYIRIYIYE

贴化验单处

准妈妈课堂

现在，你腹中的宝宝已快要9个月了，可能是因为空间太小，他开始变得安静起来。除了偶尔用脚使劲踢几脚肚皮，其余时间他都在睡觉。此时胎儿的脑部虽未完全形成，可是部分功能已非常发达，对于外界的刺激，不仅会传达给身体的各感觉器官，还可由脸部表情显现喜欢或讨厌。

胎教指南

触摸胎儿是胎教的一种形式。妊娠9个月后由于胎儿的进一步发育，准妈妈或丈夫用手在腹壁上便能清楚地触到胎儿头部、背部和四肢。可以轻轻地抚摸胎儿的头部，有规律地来回抚摸背部，也可以轻轻的抚摸四肢。当胎儿感受到触摸的刺激后，会促使宝宝做出相应的反应。触摸要轻柔有序，以利于胎儿感觉系统、神经系统及大脑的发育。

营养链条

【枝竹小肚汤】

用料： 枝竹、猪小肚、红枣、盐各适量。

做法： 枝竹浸软切段，去核；猪小肚用粗盐洗干净焯一下，将猪小肚下锅煮30分钟，加入枝竹、红枣煮1个半小时，下盐调味即成。

特点： 枝竹小肚汤是古老配方，据说有利于顺利分娩。

相关链接

先兆子痫多由中度妊高症发展而来，除有高血压、浮肿、尿蛋白外，又出现头痛、头晕、视力模糊、胸闷、恶心等症状，如不加以治疗，很快进入子痫阶段。子痫对母子生命的威胁很大。

特别提示

想回娘家或到外地待产的准妈妈，这时可以动身了。动身时要尽量选择震动性不大的交通工具，最好是时间短，不需中转的交通工具。临动身时，还要到医院咨询医生需要注意哪些事项。

胎儿开始有面部表情

ZHUNMAMABIDUYIRIYIYE

如何预防难产

ZHUNMAMABIDUYIRIYE

准妈妈课堂

难产是每一个准妈妈都很担心的事。确实，难产给母胎带来的危害是严重的，那么，怎样才能预防难产呢？

1. 及早发现不良因素　难产的原因有时很明确，如比较明显的骨盆异常和胎位异常。在产前检查或临产时即可发现并得到及时处理。

在产前检查中，医生会对胎儿在宫内的生长情况进行监控。通过产前检查，医生能够及时发现孕妇本身是否存在可能造成难产的因素，一旦发现有异常的趋势，医生就可以采取有效的措施进行纠正。

2. 孕期营养要适当　孕妇要注意充分的营养，以保证宝宝健康生长。但要注意的是，增加营养并不是多吃，现代营养学认为营养过剩也是一种营养不良。因此，要摒弃一个错误的观念，那就是怀孕期间并不是吃得越多就越好，宝宝也不是长得越胖越好。如果孕妇营养摄入过多，造成胎儿体重过高，那么在分娩时难产的危险性就会大大提高。

胎教指南

研究表明：新生儿喜欢倾听妈妈的声音，远胜于喜欢其他声音。研究还发现，出生后的宝宝对胎儿时反复播放的歌曲会明显表现出偏爱，所以要坚持音乐胎教。准妈妈每天要选择合适的乐曲反复播放。

营养链条

【平锅窝头小黄鱼】

用料：小黄鱼300克，窝头2个，葱、姜、蒜、盐、味精、油适量。

做法：窝头片入油炸至金黄，小黄鱼放入平锅，调入盐、味精、葱、姜、蒜和水，文火烧熟入味；放入窝头片，撒上蒜蓉即可出锅。

特别提示

若在产前检查中，医生告知你难产的可能性很大，需剖宫产或其他方式助产，应提前一周左右入院观察待产，不要等到临分娩时再去医院，会措手不及的。

准妈妈课堂

怀孕、分娩是女性一生中的大事，对于职业女性来讲，有了事业还不算成功，只有经历了怀孕、分娩之后，才算拥有了一个完整的人生。那么职业女性在分娩前应注意些什么呢？

● 避免接触有毒有害的作业环境。此期间请您尽可能避免频繁光顾可能存在有害因素的"一线"环境中去。

● 定期进行产前检查。除常规检查外，还应包括胸部透视、肝肾功能检查及母血胎甲球蛋白（AFP）的测定等，便于得出准确的产前诊断。

● 合理摄入营养，除保证每日蛋白质和热量的摄入外，还须保证钙、铁、锌及多种维生素的供给。

● 避免加班加点，保证充足休息时间。不宜在正常工作日时再延长工作时间，而且工作期间也应当安排一定的休息时间。

● 产前至少休息两周。孕末期是分娩的准备阶段，此时胎儿发育迅速，母体负担最重，所以您在产前休息两周很有必要，它有利于胎儿的健康发育及您在产后乳汁的正常分泌。

胎教指南

抚摸胎教是最后一个月的重点。研究发现：抚摸胎教与其他胎教方式相结合，会使胎儿神经系统活动旺盛，分泌出各种激素，使他的情绪放松、内心安定，加快生长发育速度，还可增加胎儿在子宫里的活动能力。

营养链条

【金丝蜜枣】

红枣入锅稍煮，捞出沥水；锅内放适量的水，加入蜂蜜、红枣，用大火煮开后转文火熬90分钟，再撒上芝麻拌匀，即可食用。

特别提示

在孕34周后，如果胎位仍为臀位，则不必再进行矫正，着急是没有必要的，因为90%的臀位胎儿都会自动转为头位，孕36周时，再做一次B超检查，以确定胎位类型。

职业女性分娩需要注意的问题

准妈妈课堂

到了妊娠末期的临产月份，孕妇要注意分娩征兆。分娩并不是突然开始的，而是逐步发展的，事先就不断地发出信号，即征兆。以下几点可以帮助我们判断：

● 上腹部压迫症状减轻　胃胀、吐酸水、烧心、食欲不振等症状明显减轻或消失，呼吸不畅的情况有所改善，上腹部会感到轻松。

● 无规律的宫缩　腹部阵阵发紧，没规律，每次持续几分钟到十多分钟不等。

● 尿频

● 阴道分泌物增多　阴道中分泌许多透明或白色粘稠状的分泌物。

● 腰痛　腰痛、大腿根胀及抽筋、趾骨部痛、步履艰难。

● 胎动次数减少　每个孕妇对胎动的感觉不一样，但胎动绝不应该突然消失，若不能断定是否异常，应到医院检查。

● 肾脏有重压感　出现这些征兆，孕妇也不要慌张，这并不是马上分娩，也不见得马上住院。但要观察进展，做好随时住院分娩的准备。

胎教指南

研究表明：出生前的宝宝最易智残。调查显示，在智力残疾的儿童中57%是由于母亲在孕28周至产后一周内相关因素导致。因此，准妈妈这时更应格外注意饮食、情绪、环境等因素，保持稳定的心态，这样宝宝才能更聪明。

营养链条

【金利百合虾】

用料：虾仁、玉米粒、百合、盐、味精适量。

做法：将百合、玉米粒洗净；锅内加水烧沸，放入虾仁、玉米粒、百合焯熟备用；锅内放油放入原材料、盐、味精，炒匀入味便可。

特点：玉米粒有润肤、抗皱等美容功效。

相关链接

助产导乐都是富有爱心、同情心和责任心并具有良好的人际沟通能力的妈妈，产妇能对她们产生信赖感。据调查，有了导乐的全程陪护，产妇的无助感明显减轻，信心增强，且减少了产后病症的发生率。

　　当产妇子宫口开2厘米时，导乐就要开始如下的全程陪伴：产妇入院后向产妇介绍分娩的生理特性，消除产妇恐惧心理并鼓励产妇进食和观察产妇的身体情况；临产时向主产医生介绍产妇的基本情况，协助医生做好准备工作；分娩过程中替产妇擦汗，指导产妇选择最舒适的分娩姿势和呼吸方法，并在阵痛时为产妇进行心理疏导，在宫缩间隙喂产妇喝水、进食，帮助产妇保持体力；分娩结束后，陪同产妇一起回到病房，进行两小时的母婴健康观察，指导产妇和婴儿进行肌肤接触。

特 别 提 示

　　假如你家里还没有预备好摄录工具或摄影工具的话，不妨尽快添置数码摄像机和照相机，以免错过记录自己在怀孕各个阶段的模样。

　　使用数码相机，你可选取适宜的照片进行冲洗，也可以把相片刻录成光碟，永久保存。而数码摄像机拍摄后的影带也可以自己编辑，然后刻制成光盘，既可以省钱，也省掉储存的空间，可以说是一举两得。

对话宝宝

临产分娩的征兆

ZHUNMAMABIDUYIRIYIYE

281

准妈妈课堂

在预产期前两周开始的工作：

1. 入院手续：

● 围产期保健卡 ● 准生证 ● 身份证和住院现金

2. 准妈妈用品：

● 两件前开口的睡衣、一件长袍和一双拖鞋 ● 长条卫生巾约5~10包、两包超长卫生护垫和几条换洗内裤 ● 可根据自身需要选购合身的哺乳胸罩和一次性乳垫 ● 洗浴用品包：准备脸盆、毛巾等洗浴用品，还需要购买便盆 ● 碗、吸管、水杯等餐具 ● 柔软的牙刷，避免分娩后对牙齿造成伤害 ● 吸奶器等。

3. 宝宝的物品：

包被、奶瓶、小毛巾、连体衣、纱布、湿纸巾、小杯、小勺、纸尿片、润肤露等。

胎教指南

营养不足会使大脑细胞中的沟回萎缩，食用了肉食脑细胞就会迅速地成长，准妈妈可以以三周为周期，吃些肉食，再改吃植物性食物，采取这样交替饮食方法，就可大大增长孩子的记忆力。

营养链条

单独食用蔬菜铁的成分仅能吸收10%左右，食用性食品的铁的成分、蛋白质一起食用，能提高铁的成分的吸收率。如菠菜加豆腐、鹿角菜加大豆一起煮等，有很多的配膳方法。

特别提示

临产时子宫收缩引起的阵痛有可能造成产妇精神紧张，导致高危症状再次出现甚至恶化，所以患有高危妊娠的准妈妈，即使高危症状已经消失，也最好提前住院，这样，医生和护士能在第一时间解决突发情况。

准妈妈课堂

有以下情况之一的准妈妈要提前入院待产:

● 有不良分娩史的:如习惯性流产、早产、死胎、新生儿死亡等。

● 多胎妊娠:即一次妊娠同时有两个或两个以上的胎儿。

● 估计分娩有异常的产妇,如巨大胎儿、头盆不称、臀全、横位、超过预产期2周以上的过产儿及有剖腹产史的产妇。

● 妊娠中发生病理变化,如妊高症、前置胎盘、胎盘早期剥离、羊水过多等。

● 婚后多年初孕、初产、不孕经治疗后才妊娠者;

● 孕妇原有严重疾病的,如糖尿病、心脏病、肾炎、原发性高血压、结核病、血液病、肝炎等。

● 妊娠期合并其他疾病,如风湿性心脏病、病毒性肝炎、甲状腺功能亢进、缺铁性贫血等。

胎教指南

这时的胎儿活动是有规律的,准妈妈可以按照胎儿的作息规律在胎儿醒着时进行胎教。当胎儿非常安静时尽量不要去刺激胎儿。否则,胎儿会显得很烦躁,不利于胎儿的正常发育。另外,睡眠时,是胎儿大脑发育的最佳时机,如果"打扰"胎儿,是不利于胎儿脑细胞的发育和成熟的,也不利于胎儿智力的发展。

营养链条

不用油的健康调制方法即为"蒸"。豆腐、鱼等容易加热的食物,加上蘑菇、海带用锡纸包住,在烤箱上或平底锅上烤就可以了。

一周自测表

体重 _____

血压 _____

腰围 _____

腹围 _____

胎动 _____

什么情况下需提前入院待产

ZHUNMAMABIDUYIRIYIYE

283

做好分娩的精神准备

准妈妈课堂

还有三周就要结束妊娠期了。准妈妈要在精神上做好准备，这比物质准备更重要。要避免高度紧张，更不要恐惧和焦虑，要相信助产人员，相信自己有能力顺利分娩。自信本身就是一种强大的产力，它可以帮助产妇顺利分娩。情绪应保持稳定，尽量使自己放松，可以听听音乐，转移注意力。总之，孕妇和家属应该知道，分娩本身是一种自然的生理过程。

胎教指南

妊娠最后一个月，胎儿的胎动明显减少，这时的准妈妈除了有规律地进行语言胎教、音乐胎教外，要尽量减少运动胎教，不要把胎儿弄得疲劳不堪，因为，这时的胎儿在为来到新的世界积累体力呢！

营养链条

【空心菜粥】

以粳米熬粥，将熟时加入空心菜和盐，再煮至粥熟。此粥清热、凉血、利尿。分娩前食用，有利于滑胎顺产。

特别提示

进入孕38周，随时都有分娩的可能，这时尽可能不去作长途旅行，要在家待产。且身边要随时有人，以防意外。

对话宝宝

准妈妈课堂

准妈妈要顺利度过分娩，一定要注意以下几种情况：

● 不要精神紧张　有的准妈妈由于缺乏常识，对分娩心生恐惧，这是完全没必要的。

● 忌产前忧虑　由于一些公婆、丈夫盼男孩心切，给准妈妈造成了无形的心理压力，准妈妈要与他们沟通，使其正确认识。这样准妈妈也可心情轻松，分娩才会顺利。

● 切忌粗心大意　有些准妈妈临近预产期还不以为然，长途旅行，这样车船颠簸，会增加发生意外的几率，危及母胎安全。

● 不可疲劳　临产前要注意休息，养精蓄锐。

胎教指南

胎儿发育需要适宜的环境，也需要各种刺激和锻炼。胎儿除生理需要外，还需要一些与精神活动有关的刺激和锻炼。例如，丈夫可与妻子开开适度的玩笑，幽默风趣的话会使妻子的感情更丰富，陪妻子观看喜欢的影剧；让妻子与久别的亲人重逢；让妻子参与社交和调解邻里纠纷；陪妻子作短途旅游等。总之，让她的情绪出现短暂的、适度的变化，为未出世的孩子提供丰富的精神刺激和锻炼，以适应当今社会快节奏变化的需要。

营养链条

【美味核桃仁】

用料：核桃仁250克，白汤3汤匙。

做法：炒锅置火上，加入白糖和半杯清水，将桃仁入锅，用文火烧四五分钟，待锅中水烧干，糖汁包在桃仁上即可停止，将核桃仁盛入碗中，晾凉即可食用。

特点：核桃有补脑之功效，对孕妇及胎儿都有极佳的补脑效果。

特别提示

职业女性什么时候休产假好呢？一般来说，如果母胎正常，所从事的又不是重体力或环境恶劣的工作，可以到预产期前两周再停止工作，在家休息待产。如果患有较重疾病或产前检查异常，就应提前休息。

顺利分娩需注意的问题

选择分娩方式

准妈妈课堂

妊娠最后一个月，准妈妈会感觉前一段时间的心慌气短及胃部不适在逐渐消失，取而代之的是下腹坠胀和尿频，原因是胎儿在妈妈腹中的位置在逐渐下降，你的肚脐已变得又大又突出。随着体重的增加，你的行动也会越发不便，有的妈妈甚至会时时觉得宝宝要出来了。一般情况下，这时宝宝的头已经完全进入骨盆，并保持利于分娩的头朝下姿势，若此时检查表明你的胎位仍不正常，那么胎儿自行将胎位转正的概率就已经很小了，出现这样的情况，医生通常会建议你采取剖宫产。

胎教指南

丈夫平时可给怀孕的妻子朗读富有感情的诗歌、散文，经常同妻子腹中的胎儿娓娓对话，哼唱轻松愉快的歌曲，给胎儿以不可缺少的父爱。这样做的同时，对妻子的心理也是极大的慰藉。

营养链条

【玉米炖排骨】

用料：玉米、排骨、枸杞、大枣、葱、姜、盐、味精适量。

做法：排骨洗净斩段、枸杞、大枣泡水至发，玉米切块，葱、姜切丝；锅中注入水烧开，放入排骨焯烫，捞出沥水；锅中注水，放入所备好的原材料，用大火烧开后，转文火炖30分钟，调入盐、味精即可。

特点：排骨味美、鲜香，玉米营养丰富，能增进食欲。

对话宝宝

准妈妈课堂

专家研究表明，准妈妈大致可以分为四类：

● 理想母亲　心理测验证实，她们盼望得到孩子，这类母亲怀孕时感觉最佳，分娩最顺利，生下的孩子身心最健康。

● 矛盾母亲　她们表面上对怀孕很高兴，丈夫亲友也以为她们乐意做母亲，可是子宫里的胎儿却能注意到母亲潜意识里的矛盾情绪和内心深处的排斥心理，这些胎儿出生后大部分有行为问题和肠胃问题。

● 淡漠母亲　她们不想得到孩子，但潜意识希望怀孕，这些孩子出生后，情绪情感淡漠，昏昏欲睡。

● 不理想母亲　这类母亲不愿意得到孩子，她们在怀孕阶段生病最多，早产率最高，生下来的孩子出现体重过轻、情绪反常。

胎教指南

准妈妈怀孕时要多听音乐，多看可爱的婴儿的照片，抽空多与宝宝说说话，要多散步，保持心情愉快等，做到以上这些，对胎儿的生长发育确实帮助很大，但很重要的一点是：在这过程中，准妈妈也在学习对胎儿表达爱，为做好母亲角色作准备。

营养链条

【鸡丝拌粉皮豆芽】

绿豆芽去根，放入开水锅里微烫一下取出沥干；粉皮切成小条放在盘中，鸡肉切成细丝，覆盖在粉皮上，再盖豆芽，将盐、酱油、酒、醋、味精调匀，浇在菜上即成。

此菜富含蛋白质，营养丰富，清爽香脆，对于提高孕妇的食欲特别有效。

特别提示

临产前，准妈妈、准爸爸有许多事情要做，首先要重新计算一下预产期。预产期前后两周分娩都属正常，超过预产期10天没有临产征兆，应该入院准备引产。

准妈妈的心理与胎儿健康

什么时间可入院分娩

准妈妈课堂

一般而言住院的时期是在分娩生产开始之时，大致上是分娩预定日左右。实际上，大部分的人都会在此时分娩，但是，在妊娠满38周末到满42周的范围内仍被认为是正常的生产。

分娩预定日只是个大概目标，而应根据预定日的前后所观察的生产开始的征兆来决定住院。阵痛开始有规则性，并不表示婴儿会很快出生。

生头胎的孕妇一般要12~15小时才能生产，经产妇也必须要5~7小时，所以，出现了分娩生产的征兆时，不必惊慌失措。首先打电话与医院联络，通知将要住院，然后再打电话叫车子，带上平日准备好的物品，与陪伴者一起到医院去。

胎教指南

临近分娩日期，准妈妈要保持情绪上的平稳，不要焦虑以及终日担心分娩会带来痛苦，更不能让恐惧的情绪影响到腹中的胎儿，这样是不利于胎儿的发育的。

营养链条

【糯米麦粥】

糯米50克，小麦米60克，煮成粥后加糖服用。此粥可治妇女心神不宁，夜睡不熟。

对话宝宝

准妈妈课堂

有的准妈妈粗心，宫缩来临时，马上惊惶，觉得是要临产了，急忙赶到医院，医生问什么都说不上来，给医生判断带来困难。准妈妈越是临近生产，越要留心自己的一些征兆，记清时间，以便向医生详细介绍：

●宫缩　什么时候开始有宫缩的，每次宫缩持续多长时间，每次间隔多长时间，现在宫缩持续和间隔的时间。

●有无见红　如有阴道流血，流血开始的时间、出血量、颜色，有无血凝块以及流血变化情况，是逐渐增多还是减少。

●有无破膜（破水）　如有破膜，破膜发生的时间，羊水的颜色以及变化情况，是逐渐增多还是减少。

●自我感觉　目前是否有头痛、呕吐、心悸、气喘等症状。

●既往情况　血压是否高，有无子痫病史，有无阴道流血史，有无肝脏功能异常史等。

营养链条

【炒肝片】

用料：猪肝250克，笋、芹菜、胡萝卜、酒、糖、胡椒粉、芡汁适量。

做法：1. 猪肝片放入加有1大匙酒的开水中余一下，变白时捞出，浸入冷水。

2. 笋先煮熟切片；芹菜洗净，切小段；胡萝卜去皮煮熟切片，将所有调料拌成综合调料。

3. 用两大匙油炒笋片、胡萝卜片和芹菜段，然后放入猪肝同炒，淋入综合调料，炒匀盛出，即可食用。

特点：猪肝软嫩，营养丰富，能补充铁质。

特别提示

猪肝鲜美可口，营养丰富，但不宜过多食用。

一周自测表

体重＿＿＿＿＿＿＿

血压＿＿＿＿＿＿＿

腰围＿＿＿＿＿＿＿

腹围＿＿＿＿＿＿＿

胎动＿＿＿＿＿＿＿

准妈妈课堂

准妈妈入院后，医生会进行检查。那么，都要检查哪些方面呢？

● 观察子宫收缩情况　医生会定时连续观察产妇的宫缩持续时间、强度及规律性和间歇期时间。

● 听胎心　产程开始后，每隔1～2小时，在宫缩间歇时听一次胎心音，宫缩频繁时半小时听一次胎心音，每次听1分钟。

● 行肛门检查　初产妇根据产程进行作一次肛门检查，检查子宫颈口扩张和先露下降情况，了解产程进展。

● 测血压　医生会隔4～6小时给孕妇测量一次血压，如发现血压增高者，还会增加测量的次数，及时作相应的处理。

● 阴道检查　在生产进展缓慢时，医生会在严密消毒后给孕妇进行阴道检查。

胎教指南

有些科学家认为在母亲妊娠期间，如果经常设想孩子的模样，在某种程度上与将要出生的胎儿较相似。因为母亲与胎儿具有心理与生理上的沟通。从胎教的角度来看，孕妇的想象是通过母亲的意志构成胎教的重要因素，转化、渗透到胎儿身心感受之中。

营养链条

【牛骨髓烧小土豆】

用料：牛骨髓、小土豆、葱、姜、蒜、盐、味精、老抽少许。

做法：锅内放油烧热，葱、姜、蒜爆锅，加入牛骨髓、土豆，调入老抽、盐、味精，加汤烧入味即可食用。

特点：香味宜人，色泽诱人，能增加食欲。

特别提示

今天是检查的日子，由于行动不便，走路要小心，做好入院分娩的准备工作。同时注意好个人清洁卫生。

入院后要做哪些检查

准妈妈课堂

　　妊娠后期，许多夫妻都担心会突然分娩，其实，分娩之前是有具体征兆的。了解了这些征兆，你就不会措手不及了。

　　●子宫收缩变得规律　　临近分娩时，会出现有规律的子宫收缩，每隔10~15分钟1次，每次持续时间几十秒钟，即使卧床休息宫缩也不消失，而且间隔时间逐渐缩短，持续时间渐渐延长，收缩的强度不断增强。

　　●阵痛　　起初每30分钟或1小时有10秒~20秒的阵痛，然后间隔时间越来越短，到了每10分钟1次规则的阵痛，就是"分娩开始了"。

　　●见红　　阴道排出一些血性粘液，俗称"见红"。所以，当产妇"见红"时，表示24小时内即将临产。

　　●破水　　由于子宫收缩不断加强，子宫内羊水压力增加，羊膜囊破了，"胞浆水"流出，此时称为破膜。破膜后，一般在24小时内临产。

特别提示

　　进入孕期最后两周，上班的准妈妈应该开始休假了，准妈妈要提前安排好工作，以便临产时随时能够请假。

贴化验单处

准妈妈课堂

有些准妈妈由于受交通限制等特殊情况，打算在家中分娩，这必须咨询乡村妇幼医生或接生员，检查为母胎正常，没有高危症状，才能决定。

家中分娩一定要注意确保人员及设施安全。接生人员要请经过训练并取得助产人员合格证书，要有接生经验，能应对异常情况。接生设施、器具要经过严格消毒。事先要做好分娩的准备，分娩的房间要打扫干净保持通风，冬天要保暖。

接生要选择硬板床或炕上，并用干净的塑料布铺上，千万不要直接躺到炕上或灰袋上，以免母婴受到细菌感染。

胎教指南

随着妊娠天数的一天天增加，尤其到了妊娠后期，孕妇开始盼望孩子早日降生，越往后孕妇的这种心理越是强烈，临到预产期，有的孕妇会变得急不可待了，一条脐带连续了母子两颗心，影响着胎儿心智的发育，母亲着急、心境不好，也会影响到胎儿生活不宁，这实在要不得。

营养链条

【孕晚期一日套餐】

早餐：火腿15克，吐司2片，脱脂奶250毫升，番茄或黄瓜少许。

午餐：烤鱼、鸡胸肉丝或香菇烤牛肉，再配上青菜和水果。

晚餐：河粉汤，用河粉100克配以虾仁、海参、笋片、香油熬成汤，苹果1个。

特点：适宜孕晚期及产后食用。

特别提示

由于家中分娩有诸多限制，除非迫不得已，最好是入院分娩。决定在家中分娩要准备好交通工具，以便随时转送当地医院。

准妈妈课堂

在预产期前1周开始的工作：

● 安排好家里的事和自己的工作。

● 把住院必须的物品和证件放在包内，把放置包的位置告诉家人。

● 确认到医院的最佳路线；确认乘什么交通工具去医院。

● 确认在上下班时间交通拥挤时从家到达医院大约需多长时间。

● 找一条备用的路，以便第一条路堵塞时另外一条路供选择，保证尽快到达医院。有人陪同的情况下行动，一有动静马上到医院。

胎教指南

准妈妈应每天都给胎儿唱歌，可以哼唱、清唱或跟着录音机唱。唱歌时要心情舒畅，富于感情，就好像宝宝在你面前一样，倾诉你的母爱。这时你可以想象胎儿正倾听你的歌声，从而达到母子心音共鸣。

营养链条

产后短时间里不要用人参和鹿茸来滋补。人参会使人体中枢神经兴奋，不利于产妇的休息和体力的恢复。同时人参还会加速血液循环，造成流血不止。鹿茸会使阳气更旺，阴血更损，导致阴道不规则流血。

对话宝宝

预产期前一周开始的工作

ZHUNMAMABIDUYIRIYIYE

293

临产时应如何吃

准妈妈课堂

　　临产时由于阵阵发作的宫缩痛，常影响产妇的胃口。产妇应学会宫缩间歇期进食的"灵活战术"。饮食以富于糖分、蛋白质、维生素，易消化的为好。可选择蛋糕、面汤、稀饭、肉粥、藕粉、点心、牛奶、果汁、桔子、苹果、香蕉、巧克力糖等多样饮食。每日进食4~5次，少吃多餐。机体需要的水分可由果汁、水果、糖水及白开水补充。注意既不可过于饥渴，也不能暴饮暴食。

营养链条

　　【豆腐皮蛋汤】

　　用料：鹌鹑蛋8个，豆腐皮2张，火腿肉、水发冬菇、精盐、味精、料酒、葱、姜适量。

　　做法：1. 豆腐皮撕碎，洒上少许温水润湿，鹌鹑蛋磕入碗内，加少许盐搅打均匀，火腿肉切末，冬菇切丝。

　　2. 炒锅放油烧热，下葱花、姜末，倒入蛋液翻炒，加水煮沸，放冬菇丝、精盐、味精、料酒，再煮15分钟，推入豆腐皮，撒上火腿末即成。

　　特点：滋味鲜美，营养丰富，含有蛋白质和多种维生素。

特别提示

　　学会放松心情，转移注意力，少食多餐，多休息以保存体力。宫缩疼痛难忍时，可采取一些减痛方法，如呼吸减痛或请家人帮助按摩减痛。

对话宝宝

准妈妈课堂

有些妇女确实比其他妇女对疼痛更加敏感，必须设法减轻痛楚。

减轻阵痛的一个非常简单的方式是通过面罩吸入一氧化二氮（笑气）。孕妇经护士指导，自己拿着面罩，在每次子宫收缩时吸入气体。一氧化二氮的作用持续时间非常短，对母婴均无害。

假若此法不足以解决问题，医生会给产妇注射或口服复方止痛药，或作局部麻醉，局部麻醉方法有许多种。在阴道注射局部麻醉剂称为阴部封闭，常与外阴切开术联合应用。硬膜外麻醉法是向背下部脊髓保护层外的腔隙间注入麻醉剂，麻醉剂可一次注射，可连续输入，麻醉产妇下半身，但不会影响其配合动作和活动能力。选择什么方法应由医生根据不同情况谨慎决定。

胎教指南

专家研究表明：胎儿在20周即能形成条件反射，并具有一定的学习能力。经过早期干预，完全可以提高幼儿身心素质水平，促进其多种心理潜能的发展。胎儿期接受听觉早期训练，对出生后的早期语言训练具有积极的先导作用。

营养链条

【红烧肉】

用料：带皮猪肉400克，花生油、料酒、白糖、葱、姜、酱油、精盐适量。

做法：1. 猪肉切块，葱切段、姜拍破。肉用酱油稍腌，水焯后捞出。

2. 肉放入锅中，加水、葱、姜、酱油、精盐、料酒、白糖；大火烧开后去浮沫，再用文火焖至肉熟烂，呈红色时即成。

特点：肥而不腻，富含蛋白质和多种矿物质，有利胎儿的健康。

特别提示

产后6～8周应到医院进行一次全面检查，了解盆腔器官及全身是否恢复到孕前状态，同时了解哺乳状况。

分娩时能否用止痛片

ZHUNMAMABIDUYIRIYIYE

临产时的征兆

准妈妈课堂

有规律的宫缩一旦开始，分娩也就开始了，通常称之为临产，临产时的子宫收缩具有以下特点：

● 规律性　每阵宫缩持续约 30 秒左右，间歇约 5~6 分钟。随着产程的推进，宫缩持续时间延长，间歇时间缩短，宫缩强度也逐渐增加，最后的宫缩持续时间可达 1 分钟，间歇时间缩至 1~2 分钟。

● 缩复作用　每阵子宫收缩后，子宫肌纤维不能恢复到原来的长度。这种作用使宫腔体积越来越小，子宫下段被迫扩张，迫使胎儿慢慢下降。

● 对称性　正常子宫收缩起自两侧子宫角部，迅速向子宫中线集中，再向下以每秒 2 厘米的速度扩展，15 秒钟后整个子宫收缩，协调一致。

● 极性　子宫上段肌纤维多于下段，收缩力底部最强，体部次之，上段收缩力几乎是下段的两倍。

总之，临产的标志是子宫收缩趋于规律、协调，能促使宫口扩大，逼迫胎儿离开子宫，降临到世界上来。产妇的感觉是宫缩一阵紧似一阵，腹痛由宫底向下腹部移行，腰酸也随之加重，同时有一种紧迫的排便感。

胎教指南

有人曾做实验，当母亲不慎摔了一跤时，胎儿虽然因羊水的缓冲作用得到了保护，但是母亲的担心和疼痛却会使母体某些激素大量分泌，胎儿受到刺激后会四肢活动增强，表现出不安。当母亲的情绪和身体恢复正常后，胎儿也随之安静下来。

营养链条

【香干拌核桃丁】

用料：香豆腐干、核桃仁、酱油、香油、味精适量。

做法：1. 将香豆腐干放沸水中烫一下，沥去水分，切成丁，放入盘内。

2. 核桃仁用热水浸泡数分钟，剥去核衣，放炒锅内炒至香脆，放豆腐干盘内，加入酱油、香油、味精拌匀即可食用。

特点：核桃有健脑、益脑之功效，对孕晚期胎儿脑部发育很有帮助。

准妈妈课堂

　　分娩的阵痛，是人类乃至其他动物分娩时不可避免的正常的生理现象，是完全可以忍受的，是暂时的，很快就可以过去的。

　　同样程度的疼痛，不同的人感觉不同、反应不同，这是因为精神原因、心理原因所致。恐惧疼痛、精神紧张、心理承受能力差，中枢神经对痛的敏感性就会大大增强，疼痛就会更加厉害。反之，中枢神经对痛的敏感性就会降低，疼痛感就会减轻。

　　精神上、心理上对痛的恐惧是造成子宫、骨盆肌、腹壁肌紧张的主要原因。而这种紧张又是加剧疼痛的主要原因，这种恶性循环无疑使产妇更加痛苦。因此，只有正确对待分娩，在分娩前作好精神上、心理上的准备，冷静地、无所畏惧地接受分娩时不可避免的疼痛，才会顺利地度过分娩，减轻分娩的疼痛。

营养链条

【明炉大骨】

　　用料：猪棒骨1000克，东北生菜100克，粉条、五花肉、冻豆腐、葱段、姜片、八角、盐、味精适量。

　　做法：1. 生菜洗净，粉条泡发，五花肉切片，冻豆腐切块。

　　2. 将猪棒骨焯后，加入清汤、葱、姜、八角煲至八成熟。

　　3. 放入五花肉片、冻豆腐、水发粉条、生菜，调入盐、味精，焖至棒骨熟烂即可。

　　特点：补钙最佳方法。

特别提示

　　今天是最后一次产前检查了，准父母应进入"备战状态"了。除准备了随时入院的用品外，要将产前检查的所有资料准备好，单独放好，以免入院时找不到而着急。

一周自测表

体重	
血压	
腰围	
腹围	
胎动	

正确对待分娩的疼痛

ZHUNMAMABIDUYIRIYIYE

准妈妈课堂

有的准妈妈阵痛一开始，就如临大敌，精神紧张得不得了。其实，准妈妈大可不必如此，初期阵痛不很强烈，要学会一些方法来减轻阵痛，度过分娩初期。通常，初产妇的子宫口完全打开需要十几个小时。阵痛微弱的时候，不必一动不动地躺在病床上，可以换成舒服些的姿势，也可以和陪床的丈夫聊聊天，消除紧张情绪。

随着分娩的推进，阵痛的间隔时间会越来越短，每次的痛感也会越来越强，持续的时间也越来越长。阵痛时如果非常难受，可以自己寻找能使身体感觉舒服些的呼吸法或姿势。深呼吸方式能减轻阵痛，在做大口呼气的深呼吸的同时，按摩腹部对缓解疼痛也很有效。

胎 教 指 南

经过音乐胎教后出生的婴儿具备以下优点：
- 语言能力强，智力发展较快。
- 动作协调性好，肢体功能发展快。
- 适应环境能力强，好喂养。

贴化验单处

如何度过初期的阵痛

ZHUNMAMABIDUYIRIYE

准妈妈课堂

初产妇自然分娩总产程需要 14～16 小时，子宫收缩需 200 次左右。因此，需要消耗大量的能量，有人计算过每一次宫缩所需的能量相当于正常人上一层楼的能量，也就是说一个初产妇自然分娩整个产程所消耗的能量相当一个正常人爬 200 多层楼的能量。能量消耗很大，必须给产妇补充一些营养丰富、容易消化、高热量的液体或半流质食物，为产妇提供足够的能量补充。为分娩准备充分的体力。可为产妇准备的食物有：红糖水炖鸡蛋，母鸡、红枣或桂圆汤，牛奶、豆浆、酸奶，鸡蛋汤面，以供生产时补充体力时食用。巧克力不要忘了准备些。因各种原因不能进食的产妇，医生将给予葡萄溶液静脉点滴，以补充分娩所需的能量。

胎教指南

经常与爸爸对话的胎儿，在出生时就能识别爸爸的声音，把头转向爸爸的方向。这样在宝宝出生后，面对陌生的世界能听到爸爸、妈妈熟悉的声音，会消除由于环境突然改变带给他心理上的紧张与不安。

营养链条

【鸡丝玉米粥】

用料：鸡胸肉、大米、玉米罐头、芹菜、盐、淀粉适量。

做法：大米洗净，加水 5 杯煮成粥；鸡胸肉切丝，拌入少许淀粉和盐，同玉米粒一起放粥内同煮熟；关火，撒入芹菜末即成。

特点：味鲜可口，质地松软，营养丰富。

对话宝宝

分娩开始时要补充体力

ZHUNMAMABIDUYIRIYIYE

准妈妈课堂

分娩时的松弛法：首先从手部练习开始，不妨做下列动作：

- 握紧拳头。
- 拳头张开，整个手放松下垂，反复进行。
- 做掰手腕动作，力气要均匀，往回掰再放松。脚、腹肌、头等身体的主要部位一松一弛反复进行。

松弛法与分娩时的用力方法完全相反。在开口期的子宫收缩时，放松得当，可收到较好的效果。分娩辅助动作，应当坚持每天抽一点时间来练习。但有早产征兆的孕妇要慎重。

胎教指南

孕期马上就要终止，准妈妈所能享受的孕育生涯也只有几日之遥，应当好好珍惜才对。在孕期的最后一段日子里，教一教胎儿出去应该做的事，给胎儿讲一讲他所能看到的这个大千世界。

营养链条

【葱姜炒花蟹】

用料：花蟹6个，葱、姜、盐、味精、料酒、生粉、白醋、油适量。

做法：花蟹用葱、姜、盐、味精、料酒腌入味，裹上生粉入油锅炸至金黄；葱、姜入锅炒香，加水，放入花蟹煮开，调入盐、味精、用生粉勾芡即可。

特点：螃蟹富含大量的有益矿物质，孕妇食用非常有益。

对话宝宝

准妈妈课堂

分娩各期的辅助动作：

第一期：以腹式深呼吸为主，必要时再加上按摩、压迫法等。从第一期结束开始，为缓和收缩刺激，可并用侧卧的方式轻轻用力。

第二期：前半段以侧卧式用力法为主，至排临状态（看得见胎儿的头部）时，则以仰卧抱起双腿的用力法为主。胎儿的头部出来后，再依助产士的指示改做短促呼吸。

第三期：后产（胎盘）娩出时，要遵照助产士的指示轻轻用力。

胎教指南

孕后期一定要增加产前检查次数；孕40周以后（过期时）更应每两三天去产科检查1次，以便早期发现异常，及时处理，同时还应强调充分补给孕妇合理的营养，以满足胎儿快速发育成长的需要。孕妇虽然因腹部膨隆行走不便，但仍应坚持适当的运动，使胎儿也能随之活动，从而可给胎儿的躯体与前庭感觉系统提供一些十分自然的刺激，借以促进胎儿的运动视觉功能发育，并能改善胎儿的摄食与睡眠行为。

营养链条

【冬菇扒笋胆】

用料：冬菇、玉米笋、上海青、盐、味精、生粉水、香油适量。

做法：1. 将上海青择洗净，冬菇择洗净撕成条，玉米笋剥去衣略洗。

2. 玉米笋、上海青、冬菇用水焯一下，捞出沥水，摆入盆中。

3. 锅内加水烧沸，加盐、味精、生粉、香油，淋入盘中即可。

特点：味道鲜美，营养丰富，开胃爽口。

相关链接

茉莉香熏精油用于临产时，有减轻产痛，加快产程的作用。

分娩各期的辅助动作

ZHUNMAMABIDUYIRIYIYE

301

准妈妈课堂

进入分娩状态后，产妇要按照医护人员的要求，像解大便一样施加腹部压力。用劲的窍门是在宫缩发作时使劲，发作过后就放松。用力时先吸一口气憋住，均匀地向下使劲，然后劲越使越大，直到这口气用完。但切记不能盲目用力。没有宫缩时就要稍为休息、调整，等待下一次宫缩。

胎教指南

根据妇产科医生的研究，接受过胎教的婴儿，在出生后的前6个月内，较未接受过胎教的婴儿发育得快一些，如果出生后继续让婴儿听悦耳的音乐，并接受母亲的抚爱，其身体整体发育水平和反应智力的微笑、语言方面明显高于未接受过胎教的婴儿。如果出生后停止胎教时的"刺激"内容，那么胎教所产生的作用会逐渐消失。

相关链接

正确用力的要领：

● 将注意力集中在产道或阴道。

● 收下颚。看着自己的肚脐，如果身体向后仰，会使不上劲。收紧下颚，睁着眼睛冷静地看自己肚脐的方向。

● 尽量分开双膝。如果腿往里收，胎儿就不容易娩出，所以要有意识地尽量分开双膝。脚掌稳稳地踩在脚踏板上，脚后跟用力。

● 抓紧把手。紧紧地抓住产床的把手，像摇船桨一样，朝自己这边提起。

● 背部紧紧地贴在床上。用力的感觉强烈时，不能拧着身体。背部不要离开产床，只有紧紧地贴住，才能使得上劲。

● 不要因为有排便感而感到不安，或者因为用力时姿势不好看觉得不好意思，只要尽可能地配合医生的要求去做，大胆用力才能达到最佳效果。

特别提示

准妈妈一定要掌握正确用力的要领，这样会使你的产程更顺利。

准妈妈课堂

在分娩中，产妇要能配合接生人员，很好地运用产力，应注意以下几点：

● 沉着　产妇精神过度紧张，会造成使用腹力不当，使子宫收缩力减弱或不协调，影响产程的正常进展，甚至难产。因此，产妇要心态平静、乐观、满怀信心。

● 冷静　分娩时大喊大叫，扭腰转侧都是徒耗体力的动作，毫无益处。产妇要在医生指导下正确用力，才能顺利生产。

● 有体力　营养和热能供应是力量的源泉。因此，除饮食上讲求营养丰富和易消化的食品之外，更重要的是保持正常休息和进食。

胎教指南

生产时心情更加复杂。一方面盼望小宝宝早一点面世，以享母子亲情。另一方面又畏惧临产时的疼痛，担心胎儿发育是否正常等，特别是当临产先兆出现时，这种复杂心情便达到了顶点，有的产妇能够顽强地控制情感，掌握自己，很好地与医护人员配合，安全无恙地结束产程，有的产妇则过度紧张，苦恼不安，而导致难产，将会给胎儿带来莫大的危害。因此，顺利而圆满地度过产程是保证胎教成果得以兑现的关键环节，否则功亏一篑。

营养链条

【营养冬瓜汤】

用料：火腿肉50克，冬瓜250克，火腿皮、植物油、精盐、味精、葱各适量。

做法：冬瓜切成0.5厘米厚的片；炒锅放油烧热，下葱花炸香，放入火腿肉、清水，沸后撇去浮沫，焖煮30分钟后下冬瓜片，煮至酥软，加盐，继续煮3～5分钟，放味精即成。

特点：清淡爽口，对产妇小便不畅、小腹水胀、乳汁不下等症有辅助疗效。

新生儿降生

准妈妈课堂

这是令每一个母亲难忘的日子，这一天您的宝宝降生了，在这 280 天里，准妈妈经历了惊喜、焦虑、疲劳、激动、不安……恭喜您！从一个准妈妈转变为新妈妈，这其中的体会是会让您终生难忘的。顺产的产妇在分娩后要注意调养、休息，手术分娩的产妇要注意术后刀口的恢复，防止感染。

胎教指南

要注意胎教与早教的连贯性，胎儿虽然已与母体脱离成为新生儿，但是绝对不能认为胎教已经完成任务，万事大吉。妊娠期给予胎儿人为的干预刺激训练，出生后新生儿确已具备了良好的感觉器官功能和反应能力，然而，这仅仅是为了下一步的早教奠定一个良好的基础而已。如果出生后停止了良性的刺激和训练，那么，胎教业已取得的成果便会逐渐消退，乃致丧失，前功尽弃。因此，必须使胎教和早教连贯起来，继续给婴儿听音乐，进行亲子对话，做婴儿体操以及其他反射的训练等，借以巩固发展已取得的胎教硕果，胎教和早教的刺激都是一种"良性的信息刺激"，只是胎儿生活在特殊的环境里，必须通过母体间接地施行而已。所以，一定要遵循早教是胎教的延续的原则，持续进行。

营养链条

巧克力营养丰富，每 100 克巧克力含碳水化合物 50 克、脂肪 30 克、蛋白质 15 克，还含有较多的矿物质和维生素，人体吸收巧克力的速度比吸收鸡蛋快 4 倍。所以，临产前吃两三块巧克力，能在短时间内获得巨大能量，可以补充分娩时的消耗，保持足够的体力。

特别提示

陪产的准爸爸要注意以下几点：
- 当妻子宫缩疼痛时，抚摸她的脸，握紧她的手。
- 用温柔的语言鼓励、安慰妻子。
- 宝宝出生后，不要忘了慰问妻子，感谢医生的辛苦工作。

本月要记

BABY Mom BABY

宝宝出生

姓名 _____ 出生医院 _____

出生日期(阳历) _____ (阴历) _____

出生时间 _____

出生身长 _____ 出生体重 _____

医生签名 _____

护士签名 _____

妈妈寄语 _____

_____

_____

爸爸寄语 _____

_____

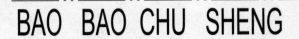

BAO BAO CHU SHENG